内科医のための

不眠診療はじめの一歩

誰も教えてくれなかった対応と処方のコツ

小川朝生，谷口充孝／編

羊土社
YODOSHA

謹告

本書に記載されている診断法・治療法に関しては，発行時点における最新の情報に基づき，正確を期するよう，著者ならびに出版社はそれぞれ最善の努力を払っております．しかし，医学，医療の進歩により，記載された内容が正確かつ完全ではなくなる場合もございます．

したがって，実際の診断法・治療法で，熟知していない，あるいは汎用されていない新薬をはじめとする医薬品の使用，検査の実施および判読にあたっては，まず医薬品添付文書や機器および試薬の説明書で確認され，また診療技術に関しては十分考慮されたうえで，常に細心の注意を払われるようお願いいたします．

本書記載の診断法・治療法・医薬品・検査法・疾患への適応などが，その後の医学研究ならびに医療の進歩により本書発行後に変更された場合，その診断法・治療法・医薬品・検査法・疾患への適応などによる不測の事故に対して，著者ならびに出版社はその責を負いかねますのでご了承ください．

序

不眠はcommon symptomであり，精神科や睡眠の専門医だけでなく内科など非専門医であっても，患者さんから不眠の訴えを聞く機会は多いはずなのですが，実際には医学教育のなかで不眠に関して学ぶ機会にはあまり恵まれていません．このため，患者さんから不眠を訴えられても特に考えることなく，「いつもの睡眠薬」の処方に終わってしまいがちです．確かに不眠はほかのcommon symptomである腹痛や発熱に比べて，救急対応を必要とする症状ではありません．しかしながら，不眠に適切な対応をして質の高い睡眠を確保することは，あらゆる疾患に共通して必要なことです．さらには不眠の臨床的な対応を誤ると，せん妄の初期症状が見逃されてしまい，激しい興奮を伴うせん妄に発展してしまうこともあるかもしれません．また，睡眠薬を服用している患者さんは睡眠薬の服用を続けることに不安を抱きがちです．担当医が適切な対応をとることができないと，服用に対する不安が更に強化され，不眠の遷延化や医原性の臨床用量依存につながってしまいます．

近年，睡眠医学も進歩し，その医療も広がってきました．睡眠医学に関する書籍や雑誌も数多く出版されるようになってきましたが，こうした書籍や雑誌の特集は最先端の睡眠医学の情報が重視されがちで，睡眠を専門としない医師や初学者が勉強しようとしても，読破するのは容易ではありません．また，内科医や睡眠を専門としない医師にとって，目の前にいる不眠の患者さんにいかに適切な対応をするか，という臨床課題の解決には必ずしも役立つものではないことが多い気がします．

本書は何よりも目の前の臨床で必要とされる不眠診療のノウハウを，睡眠を専門としない医師にわかりやすく伝えることに主眼を置きました．特に臨床の現場ですぐに役立つように，具体的な処方と対応をあげるとともに，薬剤ごとの特徴を明らかにするように心がけました．また，薬物療法以外の対応も臨床上重要なのですが，かみ砕いて解説される機会のなかった不眠に対する認知行動療法についても具体的に記載するようにしました．

執筆は，普段から一般急性期病院で内科や外科，その他の診療科の医師と連携をとりながら，臨床で奮闘している中堅・若手の睡眠専門医，精神科医，臨床心理士，薬剤師が担当しています．また，章末に確認問題を加えることによって，初学者でも自学自習できるように工夫をこらしました．忙しい臨床の合間に，少しずつでも読んでいただき，実践してもらえれば，睡眠の専門医に負けない不眠診療ができるはずです．

最後に羊土社編集部の保坂早苗さん，吉川竜文さんには本書の企画から多くのアドバイスをいただき，細部に至るまで丁寧に校正いただきました．その支えがなければ本書は完成しませんでした．深く感謝しています．

2013年1月

小川朝生
谷口充孝

執筆者一覧

❖編集

小川朝生　国立がん研究センター東病院臨床開発センター精神腫瘍学開発分野

谷口充孝　大阪回生病院睡眠医療センター

❖執筆（五十音順）

井上真一郎　岡山大学病院精神科神経科

上村恵一　市立札幌病院精神医療センター

大倉睦美　大阪回生病院睡眠医療センター

岡村城志　大阪回生病院睡眠医療センター

小川朝生　国立がん研究センター東病院臨床開発センター精神腫瘍学開発分野

鐘本英輝　大阪大学医学部附属病院

香坂雅子　特定医療法人朋友会石金病院

古賀晴美　国立がん研究センター東病院臨床開発センター精神腫瘍学開発分野

平　俊浩　福山市民病院精神科・精神腫瘍科

武井宣之　国立がん研究センター東病院精神腫瘍科

谷口充孝　大阪回生病院睡眠医療センター

谷向　仁　大阪大学大学院医学系研究科精神医学教室／大阪大学医学部附属病院オンコロジーセンター

中島　亨　杏林大学精神神経科学教室

藤澤大介　国立がん研究センター東病院精神腫瘍科

元永伸也　国立がん研究センター東病院薬剤部

内科医のための

不眠診療はじめの一歩

誰も教えてくれなかった対応と処方のコツ

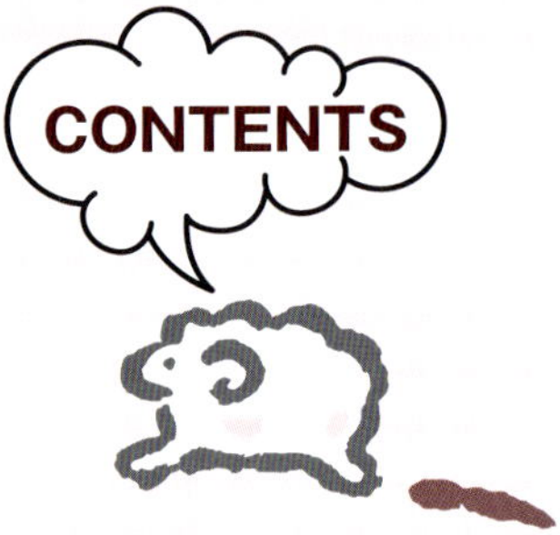

第2章 睡眠薬に詳しくなろう

第3章 処方の仕方〜こんな不眠への処方は？

第4章 非薬物療法に詳しくなろう

第5章 色々な不眠への対処～こんなときどうする？

睡眠Q&A 患者さんからこんな質問されたら?

薬剤INDEX

本書に登場する薬剤と，その登場箇所を一覧にしました．

※一般名，商品名どちらか片方のみ登場している箇所もあります．
※（　）で囲っている商品名は，本書では登場していません．

分類	薬剤名	商品名	登場する項目
ベンゾジアゼピン系睡眠薬	エスタゾラム	ユーロジン®	1章-4，2章-2 3章-5，-12，-確認問題
	クアゼパム	ドラール®	1章-4，2章-2 3章-2，-5，-確認問題
	トリアゾラム	ハルシオン®	1章-3，-4，-確認問題 2章-1，-2，-確認問題 3章-2，-3，-5，-9，-確認問題 5章-3，-確認問題
	ニトラゼパム	ベンザリン®，ネルボン®	1章-4，2章-2 3章-5，-確認問題
	ニメタゼパム	エリミン®	3章-5
	ハロキサゾラム	ソメリン®	3章-5
	フルニトラゼパム	ロヒプノール®，サイレース®	1章-4，2章-2，-確認問題 3章-2，-6，-10，-11，-12，-13，-確認問題
	フルラゼパム	ベノジール®，ダルメート®	1章-4 3章-5
	ブロチゾラム	レンドルミン®	1章-4，2章-2 3章-3，-7，-10，-13，-確認問題 5章-5，-7，-11
	リルマザホン	リスミー®	1章-4，3章-3，-5
	ロルメタゼパム	エバミール®，ロラメット®	1章-4，-確認問題 2章-2 3章-3，-5，-7，-11，-確認問題
非ベンゾジアゼピン系睡眠薬	エスゾピクロン	ルネスタ®	1章-2，-4，-確認問題 2章-2，-確認問題 3章-1，-3，-4，-5，-8，-10，-11
	ゾピクロン	アモバン®	1章-4 2章-1，-2，-確認問題 3章-3，-5，-6，-7，-8，-11，-確認問題 5章-8，-11

分　類	薬剤名	商品名	登場する項目
非ベンゾジアゼピン系睡眠薬	ゾルピデム	マイスリー®	1章-2，-3，-4，-確認問題 2章-1，-2，確認問題 3章-1，-2，-3，-4，-5，-6，-8，-10，-11，-確認問題 5章-5，-8，-11
メラトニン受容体作動薬	ラメルテオン	ロゼレム®	1章-2，-4 2章-1，-2，-確認問題 3章-3，-4，-6，-8，-確認問題 5章-5，-6，-8，-11
バルビツール酸系睡眠薬	アモバルビタール	イソミタール®	2章-2，3章-5
	バルビタール	バルビタール	2章-1
	ペントバルビタール	ラボナ®	2章-2，3章-5
その他の睡眠薬	トリクロホス	トリクロリール®	3章-5
	ブロモバレリル尿素	ブロバリン®	3章-5
	抱水クロラール	エスクレ®坐剤	3章-5
抗不安薬	アルプラゾラム	コンスタン®，ソラナックス®	5章-7
	エチゾラム	デパス®	2章-2，3章-5，-13 5章-2，-確認問題
	ジアゼパム	セルシン®	2章-確認問題，3章-11 5章-確認問題
	ブロマゼパム	レキソタン®，セニラン®	3章-10，-13，-確認問題
	ロフラゼプ酸エチル	メイラックス®	3章-2
	ロラゼパム	ワイパックス®	2章-2，-確認問題 3章-3，-5，-7，-11
抗うつ薬	アミトリプチリン	トリプタノール	1章-2 3章-5，-9，-確認問題
	アモキサピン	アモキサン®	1章-3
	イミプラミン	トフラニール®	1章-3
	デュロキセチン	サインバルタ®	3章-8
	トラゾドン	デジレル®，レスリン®	1章-2 2章-1，-2，-確認問題 3章-4，-5，-10
	パロキセチン	パキシル®	3章-10
	ミアンセリン	テトラミド®	2章-2，3章-5，-10
	ミルタザピン	レメロン®，リフレックス®	1章-2 2章-1，-2 3章-5，-10，-確認問題
抗精神病薬	オランザピン	ジプレキサ®	2章-1 3章-9，-12，-13，-確認問題

分　類	薬剤名	商品名	登場する項目
抗精神病薬	クエチアピン	セロクエル®	2章-1，-2 3章-4，-5，-6，-9，-12，-13，-確認問題 5章-1
	クロルプロマジン	コントミン®，ウインタミン®	3章-5，-12
	ハロペリドール	セレネース®	3章-9，-12
	リスペリドン	リスパダール®	3章-9，-12，-13，-確認問題
	レボメプロマジン	ヒルナミン®，レボトミン®	2章-確認問題 3章-5，-12
抗ヒスタミン薬	ジフェンヒドラミン	ドリエル®，（レスタミンコーワ）	2章-1 5章-確認問題
	ヒドロキシジン	アタラックス®，アタラックス®P	2章-2，-確認問題 3章-8
レストレスレッグズ症候群治療薬	ガバペンチンエナカルビル	レグナイト®	5章-9
抗てんかん薬	ガバペンチン	ガバペン®	3章-5，5章-9
	カルバマゼピン	テグレトール®	2章-1，3章-5
	クロナゼパム	リボトリール®	3章-2，-5， 5章-9，-10，-確認問題
	バルプロ酸ナトリウム	デパケン®	3章-5
	フェニトイン	（アレビアチン®）	2章-1
	フェノバルビタール	フェノバール®	2章-2，3章-5
神経性疼痛緩和薬	プレガバリン	リリカ®	3章-8
パーキンソン病治療薬	ビペリデン	アキネトン®	3章-9
	プラミペキソール	ビ・シフロール®	5章-9
	レボドパ・カルビドパ配合	メネシット®	5章-確認問題
抗認知症薬	ガランタミン	（レミニール®）	3章-9
	ドネペジル	（アリセプト®）	3章-9
	リバスチグミン	（イクセロン®）	3章-9
漢方	温経湯		2章-2
	帰脾湯		2章-2
	柴胡桂枝乾姜湯		2章-2
	酸棗仁湯		2章-2
	大柴胡湯		2章-2
	半夏厚朴湯		2章-2
	抑肝散		2章-2
サプリメント（ハーブ）	セントジョーンズワート		2章-1

第1章

不眠の基本を学ぼう

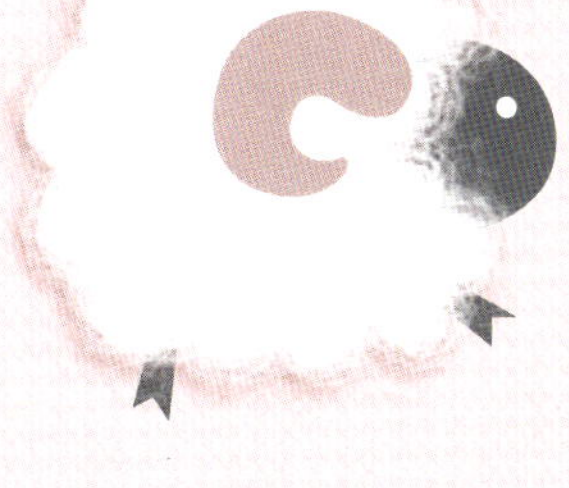

1 睡眠の基礎を押さえておこう

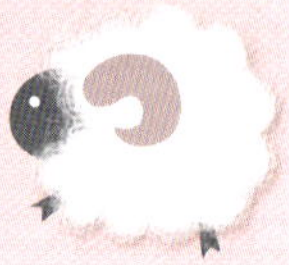

不眠診療に強くなるためには，まず，睡眠に関する医学的な知識を身につけておくことが大切です．臨床に必要な睡眠の基礎を整理しましょう．

1 睡眠の定義 －睡眠と意識障害の鑑別

睡眠は「動物の内部的な必要から発生する意識水準の一時的な低下現象であり，かつ，刺激によって覚醒が可能な状態」と定義されます．もちろん定義を暗記する必要はありませんが，正しく定義を理解しておかないと，睡眠と意識障害や催眠などの状態とを鑑別することができません．以下の症例は睡眠発作と考えてよいのでしょうか？ 睡眠の定義を踏まえて考えてください．

症例1 25歳 男性 会社員

主訴：突然の居眠り？

睡眠時間は6～7時間で，これまで極端に強い眠気は感じたことがない．デスクワーク中に腹部の不快感が生じ，その後，椅子から転落．同僚が呼びかけるがはっきりとした応答がなく，救急車が呼ばれ，救急車に乗ってしばらくして意識がはっきりしてきた．救急搬送された病院での頭部CT，心電図，血液検査では異常がなく，普段からいびきをよくかいていることから，睡眠時無呼吸症候群による突発的な居眠りを疑われて睡眠専門医を受診．

救急病院での検査所見に異常はなく，睡眠時無呼吸症候群が疑われて受診された患者ですが，睡眠時無呼吸症候群にみられる居眠りが生じたという可能性は否定的です．その鑑別のポイントは強い刺激が与えられているのに覚醒していないことです．もし，患者さんが急激な睡魔に襲われて眠ってしまっていたのであれば，刺激によって覚醒が可能なはずです．周囲で大騒ぎになり，救急車にも乗せられるといった大きな刺激を与えられたのに，気が付かずに眠っていたとは考えられません．実は，その後，再び同様のエピソードが生じ，臨床症状や脳波などから，てんかんと診断されました．つまり，この患者さんの場合，睡眠関連疾患を疑い精査を進めるよりも，まず，失神やてんかんなどの一過性の意識消失を疑って検査を進めるべきでした．

2 ノンレム睡眠とレム睡眠

睡眠にはノンレム（NREM）睡眠とレム（REM）睡眠の2つの種類があります． ノンレム睡眠は睡眠の75～80％を占め，Stage 1（N1）→Stage 2（N2）→Stage 3&4（N3）と睡眠が深くなります．Stage 1はわずかな刺激ですぐに覚醒しますが，Stage 3&4の深睡眠では強い刺激がないと覚醒しません．睡眠の20～25％を占めるレム睡眠のREMはRapid Eye Movementの頭文字で，急速な眼球運動を伴う睡眠です．この睡眠のときに，いわゆる夢体験が生じ，呼吸数や心拍数，血圧など自律神経の変動が激しくなります．また，この睡眠の際には骨格筋の筋活動が消失するのも特徴です．

ノンレム睡眠とレム睡眠は約90分の睡眠周期があり，一晩に4～5回繰り返されます．図のように最初のノンレム－レム睡眠周期で深睡眠が最も多く出現し，周期が繰り返されるとともに出現が低下し，次第に覚醒に向かいます．レム睡眠にはサーカディアンリズム（概日リズム）による時刻依存性があり，明け方で出現しやすく，昼間にはほとんど出現しません．起床する直前に夢を見ていることが多いのは，レム睡眠が起床前に出現しやすいためです．

3 睡眠の年齢的な変化

睡眠時間は年齢に伴って変化します．新生児は1日のなかで16時間を睡眠に費やしますが，夜にまとまって眠るのではなく，寝たり起きたりを繰り返し，生後3カ月頃から夜間にまとまって眠るようになります．そして，徐々に睡眠時間は減少し，小学生になると昼寝をとらなくても夜間の睡眠

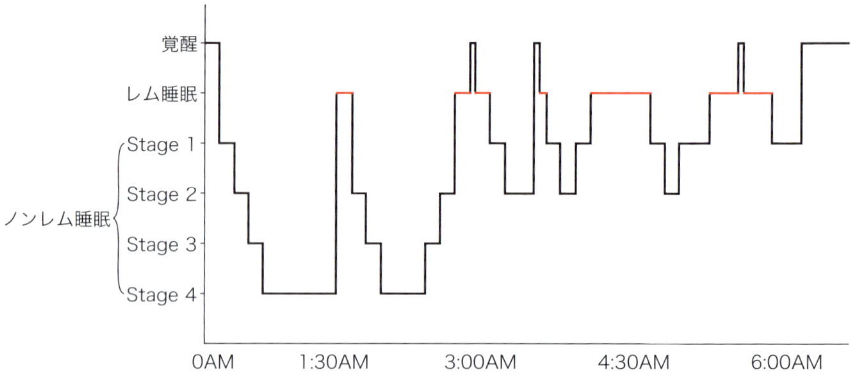

図●正常成人の一般的な睡眠周期
——部分がレム睡眠

で日中の覚醒が維持できるようになります．高齢になると睡眠時間が減少するとともに，断片化し夜間に覚醒しやすくなります．こうした**睡眠の加齢性の変化は40歳代という早い年齢から始まり，この時期から不眠が生じやすくなります．**

4 睡眠のメカニズム

睡眠は睡眠ホメオスタシス（恒常性維持機構）とサーカディアンリズム（概日リズム）の2つのメカニズムによって制御されています．不眠の生活指導ではこの2つのメカニズムをもとに行います．

■睡眠ホメオスタシス

起きている時間が長ければ長いほど，睡眠に対する欲求が高くなり，また，睡眠中の深睡眠が増加します．徹夜をすると時間とともに眠気が強くなるのは，この睡眠の恒常性を保とうというメカニズムが働くためです．また，不眠の患者さんには，なるべく昼寝をとらないように指導しますが，これは起きている時間が短いと睡眠ホメオスタシスの働きが弱まってしまうためです．

■サーカディアンリズム（概日リズム）

ほとんどの生物には体内時計が備わっていて，約24時間の周期で変動するサーカディアンリズムがみられます．ヒトは基本的には昼間に活動し，夜間に睡眠をとる昼行性の動物です．徹夜をしても朝になると眠気が少し軽減し，目が覚めるのはこうした体内時計が働くからです．実はヒトの体内時計は24時間より少し長い時間の周期となっているので，眠らずに我慢する方は比較的容易であっても，早く眠ることは難しいのです．普段は午前0時に眠る習慣がある場合，午前3時までがんばって起きておくことはできますが，午後9時に眠ろうとしてもなかなか眠れないのは，このためです．

5 睡眠の役割

睡眠は節約できる時間ではなく，生体にとって積極的かつ重要な役割を果たしています．残念ながら，科学的な睡眠の役割については未だに解明されていないことが多いのですが，睡眠の約80％を占めるノンレム睡眠の役割としては，エネルギーの保存のほか，糖代謝の改善，認知機能などの高次脳機能の促進などが考えられています．一方，レム睡眠の役割としては，乳幼児期に占める比率の高いことから神経系の発達との関連性や，夢体験と深く結びついていることから眠っている間に記憶が整理されるのではないかと考えられています．

参考文献

1）『The international classification of sleep disorders, 2nd ed : Diagnostic and coding manual』(American academy of sleep medicine), American academy of sleep medicine, 2005
2）西野精治：睡眠関連疾患診療のために必要な睡眠生理・薬理の基礎知識．『専門医の伝える実践睡眠医学』(立花直子，大阪スリープヘルスネットワーク/編), p23-47, 永井書店，2006

〈谷口充孝〉

2 不眠診療のアウトライン

不眠は患者さんから相談の多い訴えですが，実際の診療ではどうしたらいいのか困ってしまう場合も少なくないようです．以前では不眠を患者さんから相談されても，「眠らずに死んだ人はいない」とほとんど取り合わないこともよくあったようです．現在では，こうした対応はあまりみられないでしょうが，不眠という訴えを聞いても，使い慣れた睡眠薬の処方で終わりがちです．しかし不眠の患者さんにとって，眠れないのは苦痛ですし，また，訴えは共通した「不眠」であっても，個々の患者さんによって不眠のパターンや合併症，年齢，心理社会的要因はさまざまであり，当然，その治療も異なってきます．

不眠の治療は難しく考えられがちですが，高血圧など生活習慣病と同じで，睡眠や不眠の適切な知識に基づいて普通に診療を行えば，ほとんどの不眠症は解決できるはずです．

1 不眠の定義

以下の２つの症例は不眠と診断されるでしょうか？

症例① 62歳　女性

50歳ごろからときどき眠れないことはあったが，数カ月前より入眠に2時間以上かかり，入眠できても中途で覚醒してしまい，5～6時間しか眠れない．このため，日中の倦怠感が強く，友人と会う約束をしていても断ることもある．

症例② 70歳　男性

午前0時に就寝．タイマーでラジオを聴きながら，大体，40～50分すると眠れる．朝は午前6時に起床して散歩に行く．睡眠時間は5時間程度であるが，特に日中の眠気や倦怠感などはなく，日常生活においても支障を感じていない．

症例1は典型的な不眠の患者です．それでは症例2の男性は不眠と診断されるでしょうか？ 不眠は「睡眠をとれる状況や環境下にあるのに入眠，睡眠の維持，熟睡感など睡眠に関して問題があり，かつ，日中の生活機能に障害をもつ」と定義されます[1)]．**つまり，不眠の診断には，①睡眠に関して困っている．②睡眠の問題のために日中の生活に支障を及ぼしている．という2つの条件が必須です**．症例2では，睡眠に関して特に困っておらず，かつ，日中の生活にも支障がないため，臨床的には不眠の定義にあてはまらず，不眠とは診断されません[※1]．

2 不眠の原因（図1）

専門医を受診される不眠の患者さんからは，不眠の原因を教えてほしいという質問をよく受けます．確かに不眠の原因がわかれば，その対処法がわかるはずですが，実際には**個々の患者さんの不眠の原因をはっきりできることはあまりありません**．つまり，ほとんどの高血圧の患者さんは本態性高血圧であり，その病態には多くの原因が絡んでいて原因を特定できないのと同じで，不眠の原因を1つには特定できないのです．ただし，高血圧で原発性アルドステロン症による二次性高血圧を見逃してはいけないように，**二次性不眠を生じる原発性睡眠関連疾患をきちんと鑑別しておくことは重要です**．二次性不眠を生じる睡眠関連疾患には多くの疾患がありますが，睡眠時無呼吸症候群（5章-8参照）とレストレスレッグズ症候群[※2]（5章-9参照）は遭遇することの多い睡眠関連疾患なので必ず覚えておきましょう．

※1：混乱するかもしれませんが，実は疫学調査では不眠の定義は臨床と異なり，症例2も不眠と判定されていることも多いのです．つまり，疫学調査では，例えば入眠に30分以上かかる場合には何も困っていなくても不眠とするので，症例2も不眠になるのです．マスメディアなどで日本人の不眠が5人に1人とか4人に1人などと紹介されますが，これは疫学的に不眠と評価されている割合に過ぎず，臨床で診断される不眠の有病率の数字ではありません．

※2：legの複数形であるlegsはレッグズと発音され，日本語表記も同様にされるべきですが，レストレスレッグス症候群という用語表記で使用されています．しかしながら，これは明らかに複数形表記の誤りであるため，本書ではレストレスレッグズ症候群の表記としました．

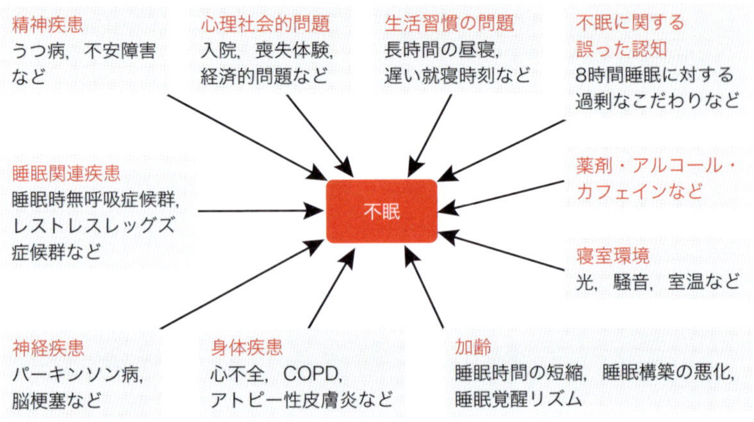

図1 ●不眠の原因

表1 ●不眠患者への問診のポイント

① 不眠のタイプ	入眠困難，中途覚醒，早朝覚醒，熟眠感欠如
② 不眠の経過	発現の時期，期間，頻度，重症度，これまでに受けてきた治療とその有効性など
③ 就寝前の環境	就寝前の生活，寝室環境，不眠に対する不安など
④ 就寝・起床のスケジュール	平日および休日の就寝・起床時刻，交代制勤務の有無など
⑤ 夜間の症状	いびき，睡眠中の無呼吸，異常行動や運動
⑥ 日中の活動	仕事や学校での状況や帰宅時間，自宅での生活，昼寝の習慣など
⑦ 身体・精神疾患の既往	不眠を生じやすい疾患や睡眠薬の処方で問題が生じやすい疾患には特に注意を要する
⑧ 薬剤および嗜好品	アルコール，カフェイン飲料の摂取状況および時刻
⑨ 睡眠薬に対する抵抗や依存性の有無	睡眠薬服用に関する不安．睡眠薬や鎮痛薬，アルコールなどの依存

3 不眠の評価（問診）

不眠の患者さんの問診で聴取することを表1にまとめました．**不眠の原因は夜間ではなく，意外に日中の生活習慣にあることも多い**ので，就寝時刻だけでなく，平日や休日の起床時刻，睡眠時間，仕事，学校，家事などの昼間の活動の状況，昼寝の有無，帰宅時間，帰宅後の過ごし方，カフェインやアルコールの摂取量や時刻などを把握しておきましょう．

4 不眠の検査所見

患者さんから驚かれることも多いのですが，**不眠は自覚症状のみで診断され，客観的に必要な検査所見はありません**．例えば，不眠の患者さんのなかには1時間ぐらいしか眠っていないと言っても，終夜睡眠ポリグラフィでは7時間の睡眠がみられ，睡眠検査のうえでは問題が認められないことがあります．この場合でも入眠困難など自覚症状があれば，臨床的には紛れもなく不眠と診断されます※3．

5 不眠の治療の基本

不眠の治療でも，高血圧や糖尿病などの生活習慣病と同じで薬物療法だけでなく非薬物療法の2つのアプローチが基本です（図2）．

■睡眠や不眠にかかわる生活習慣や考え方に対する教育

薬物療法は不眠を治癒させる方法ではなく，また，**睡眠薬による治療では12カ月を超える長期の使用に関するデータが不十分であることから，欧米の慢性不眠のガイドラインでは非薬物療法である認知行動療法（4章参照）がその機会があれば第一選択となっています（表2）**[2)3)]．高血圧や糖尿病など生活習慣病で薬剤だけでなくさまざまな患者教育が欠かせないように，不眠症においても睡眠や不眠にかかわる生活習慣や考え方を教育によって見直してもらうことは重要です．不眠症の非薬物療法では長時間の昼寝を禁止するなど睡眠にかかわる生活習慣に関しての指導とともに，不眠に対する認知行動療法など心理学的・行動療法的治療を行います．

※3：専門的になりますが，自覚的には眠れないという訴えがあるにもかかわらず，客観的な睡眠検査では睡眠時間が得られている患者は，「逆説性不眠症」という不眠です．なお，睡眠検査のゴールドスタンダードとされる終夜睡眠ポリグラフィも，不眠では健康保険適応となっておらず，また，米国睡眠医学会のガイドラインでも，①睡眠時無呼吸症候群など他の睡眠関連疾患による不眠の除外診断，②治療を行っても不眠が改善しない場合のみが適応とされています（表2）[2)]．

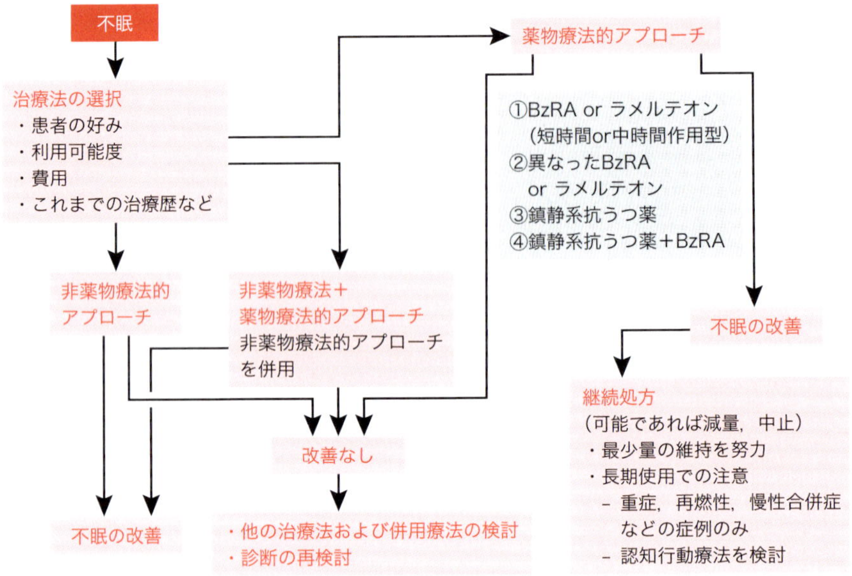

図2 ● 不眠治療の基本

BzRA：ベンゾジアゼピン受容体作動型睡眠薬．米国睡眠医学会による慢性不眠のガイドライン[1)4)]

表2 ● 成人の慢性不眠症の評価・管理に関する臨床ガイドライン（抜粋）（米国睡眠医学会，2008）

●一般事項	・不眠症は重大な公衆衛生上の問題であり，正しい診断と効果的な治療を必要とする（**スタンダード**）． ・不眠症の診断には妥当な不眠症の症状に加えて，日中の機能の障害を必要とする（**睡眠関連疾患国際分類第2版による定義**）．
●評価	・不眠症は，詳細な睡眠歴，病歴，薬物使用歴，精神科的病歴の調査による臨床的評価によって基本的に診断される（**スタンダード**）． ・睡眠歴は，具体的な不眠症の主訴，睡眠前の状態，睡眠－覚醒パターン，他の睡眠と関連した症状，日中の帰結にわたる（**コンセンサス**）． ・睡眠歴は，①不眠症のタイプ・経過，②持続要因（4章参照），③合併している身体疾患，物質使用，精神医学的疾患の特定に有用である（**コンセンサス**）． ・不眠症の評価および鑑別診断では，自己記入式質問票，自宅での睡眠日誌，症状のチェックリスト，心理テストおよびベッドパートナーへの面接が有用である（**ガイドライン**）． ・身体的および精神状態の評価によって，合併症および鑑別診断に関する重要な情報が得られる（**スタンダード**）． ・終夜睡眠ポリグラフィおよび睡眠潜時反復テスト（MSLT）は，慢性不眠症患者においてルーチンには適応されない（**スタンダード**）．

	・終夜睡眠ポリグラフィが適応となるのは，以下の4つの場合である．①臨床的に睡眠時無呼吸症候群など睡眠呼吸異常あるいは運動異常を疑うのが妥当な場合，②初期の診断がはっきりしない場合，③治療で効果がなかった場合，④暴力的あるいは傷害的な行動を生じる非常に激しい覚醒が生じる場合（**ガイドライン**）．
●**治療目標**	・治療方法とは関係なく，主要な治療目標は以下の2つである．①睡眠の質と量を改善，②不眠症と関連した日中の障害の改善（**コンセンサス**）．
●**心理療法と行動療法**	・原発性および併存性（二次性）の慢性不眠症の治療にあたって，心理療法と行動療法は有効であり，推奨される（**スタンダード**）． ・心理療法と行動療法は，高齢者を含む全年齢および慢性の睡眠薬使用の患者に有効である（**スタンダード**）． ・初期の治療へのアプローチ法としては，以下の行動療法を1つ以上取り入れる．①刺激制御療法，②リラクセーション法，③不眠症の認知行動療法（cognitive behavioral therapy for insomnia：CBT-I）（**スタンダード**）． ・慢性不眠症の治療では，認知療法を含まない多数のコンポーネントからなる療法は効果があり，推奨される（**ガイドライン**）． ・他の一般的な治療法には睡眠制限，逆説的指示，バイオフィードバック法などがある（**ガイドライン**）．
●**薬物療法**	・睡眠薬による短期間の薬物治療は，行動療法や認知療法と併用して行う（**コンセンサス**）． ・薬物療法で，1つのクラスのなかから特定の薬剤を選択するには，以下の10項目を指針として行う．①症状のパターン，②治療目標，③過去の治療に対する反応性，④患者の嗜好，⑤費用，⑥他の治療法の実施の可能性，⑦合併症，⑧禁忌，⑨併用薬との相互作用，⑩副作用（**コンセンサス**）． ・原発性の不眠症患者に対して，薬物療法を単剤および多剤併用療法で行う場合，一般に下記の順番が推奨される．①短時間-中時間作用型ベンゾジアゼピン受容体作動薬（ベンゾジアゼピン系，ゾルピデム，エスゾピクロンなどの非ベンゾジアゼピン系），あるいはラメルテオン，②最初の治療薬剤でうまくいかなかった場合には，別の短時間-中時間作用型ベンゾジアゼピン受容体作動薬あるいはラメルテオン，③鎮静作用のある抗うつ薬（特に併存するうつや不安の治療も兼ねて使用する場合）：トラゾドン，アミトリプチリン，ミルタザピンなど，④ベンゾジアゼピン受容体作動薬あるいはラメルテオンと鎮静作用のある抗うつ薬の併用（**コンセンサス**）． ・薬物療法は，以下の6項目についての患者教育の下に行うものとする．①治療の目標と治療からの期待，②安全上の懸念，③起こりうる副作用と薬物相互作用，④他の治療法（認知行動療法），⑤用量漸増の可能性，⑥反跳性不眠（**コンセンサス**）． ・定期的に患者の経過をみる．治療の当初はできれば2～3週間ごとに経過をみて，有効性，起こりうる副作用，継続投与の必要性を評価する（**コンセンサス**）． ・最少の有効維持用量を処方し，状況が許せば用量の漸減に努める．用量の漸減と中止は，CBT-I（不眠症に対する認知行動療法）によって容易になる（**コンセンサス**）．

	・重度または治療抵抗性の不眠症患者，あるいは慢性の合併症がある患者の場合，睡眠薬の長期間の服用が適応になると考えられる．長期間の服用にあたっては，可能であれば認知行動療法が十分に試みられるべきである（**コンセンサス**）． ・長期の睡眠薬の服用は，毎晩や間歇的服用（1週間あたり3晩投与など），あるいは必要に応じては頓服的な服用としてもよい（**コンセンサス**）

スタンダード：高い臨床的な確実性を反映した一般的な診療ストラテジー
ガイドライン：中等度の臨床的な確実性を反映した診療ストラテジー
コンセンサス：EBMを反映していないが，ガイドライン作成の委員などによるほぼ一致した見解
（文献2より）

■薬物療法の基本

高血圧症患者では生活習慣の改善だけでは降圧が不十分の場合降圧剤が必要となるように，不眠の治療でも非薬物療法だけでは不眠のコントロールができず睡眠薬が必要となる場合は少なくありません．また，非薬物療法の効果にはかなり時間がかかりますが，睡眠薬は服用した日から効果が期待できます．しかしながら，睡眠薬は不眠を治癒させるわけではないことや，特にベンゾジアゼピン系睡眠薬では習慣性が懸念されることにも注意しなくてはなりません．睡眠薬はできるだけ少量から開始し，ふらつきや起床時の眠気など副作用に注意して増量します．さらに減量や中止を念頭に置き，特にベンゾジアゼピン系睡眠薬は長期に連用すると中止時の反跳性不眠が出現しやすく，なるべく2～3週間までの短期間の間歇的な使用を心がけます．

6 不眠と精神疾患

不眠はさまざまな身体疾患や精神疾患と合併しますが，特に精神疾患の患者さんでは合併しやすい症状であり，うつ病の場合には特に気をつけなくてはいけないサインです（3章-10参照）．さらに，睡眠は精神科的バイタルサインのなかで最も重要であり，うつ病や統合失調症などでは睡眠の正常化がなければ精神症状の改善は難しく，また，再燃リスクが高まるなど，不眠と精神疾患は密接に関連しています．ただし，不眠の患者さんに一律にうつ病のリスクを説明することはかえって不眠を遷延させることもあり，注意しましょう（睡眠Q&A207ページ参照）．

睡眠に関する訴えや所見	睡眠関連疾患のカテゴリー	専門的な診断
眠れない	→ 不眠症	→ ・適応障害性不眠（急性不眠） ・精神生理性不眠　など
睡眠中の呼吸の異常	→ 睡眠関連呼吸異常症	→ ・閉塞性睡眠時無呼吸症候群 ・中枢性睡眠時無呼吸症候群　など
日中の過剰な眠気	→ 過眠症	→ ・ナルコレプシー ・睡眠不足症候群　など
睡眠覚醒リズムの異常	→ 概日リズム睡眠異常症	→ ・睡眠相後退異常型 ・交代勤務異常型　など
睡眠に随伴して生じる異常な事象	→ 睡眠時随伴症	→ ・レム睡眠行動異常症 ・睡眠時遊行症　など
睡眠を妨げる常同的な運動	→ 睡眠関連運動異常症	→ ・レストレスレッグズ症候群 ・睡眠関連歯ぎしり　など

図3 ● 睡眠関連疾患の主なカテゴリー[1)]

7 診断名として「睡眠障害」はなるべく使わない

「睡眠障害」という用語がよく使われますが，これでは消化器疾患，心疾患と漠然と記載するのと同じで，半ば診断を放棄しているのと同じです．睡眠障害という用語は便利ですが，反面，睡眠に関して臨床の力がなくなります．睡眠の専門医が使用している睡眠関連疾患国際分類（ICSD- II）[1)]には80の睡眠関連疾患が記載されています．この細かな分類を知らなくても構いませんが，睡眠の疾患は非常に稀なものを除けば図3の6つの分類に分けられ，この6つのいずれに該当するかを考えることは臨床症状や経過から十分に可能なはずです．

8 専門医への紹介のタイミング

睡眠専門医の多くは睡眠時無呼吸症候群を専門としており，不眠症の診療を得意としているわけではありません．また，前述したように終夜睡眠ポリグラフィは不眠症患者の診断や治療方針を立てるうえでは睡眠関連疾患による二次性不眠の鑑別や評価を除くとあまり有用ではありません．睡眠時無呼吸症候群が疑われれば睡眠専門医を紹介した方がよいでしょうし，不眠以外にうつ症状や幻聴など精神疾患が疑われる場合や，睡眠薬を追加しても不眠が改善しない場合には，精神科への紹介を考えてください．

参考文献

1）『The international classification of sleep disorders, 2nd ed : Diagnostic and coding manual』（American academy of sleep medicine）, American academy of sleep medicine, 2005

2）Schutte-Rodin S, et al : Clinical guideline for the evaluation and management of chronic insomnia in adults. J Clin Sleep Med, 4 : 487-504, 2008

3）Wilson SJ, et al : British Association for Psychopharmacology consensus statement on evidence-based treatment of insomnia, parasomnias and circadian rhythm disorders. J Psychopharmacol, 24 : 1577-1601, 2010

4）Sateia MJ, et al : Treatment guidelines for insomnia.『Principles and Practice of Sleep Medicine 5th ed』（Kryger MH, et al, ed）, p931-937, Saunders, 2011

5）谷口充孝：不眠の基本的な考え方や専門医への紹介が必要な場合を教えてください．レジデントノート，13：1196-1201，2011

6）谷口充孝：不眠で困っている患者の診療．『睡眠医学を学ぶために―専門医の伝える実践睡眠医学』（立花直子，他/編），p86-95，永井書店，2006

〈谷口充孝〉

3 入院患者の不眠に注意 ～不眠とせん妄の鑑別

Point

- 入院患者の約２人に１人に不眠がある.
- 一方，入院患者の約30％にせん妄が合併している．せん妄の発症の背景にはせん妄の見落としと不適切な薬剤使用（特にベンゾジアゼピン系薬剤）がある.
- 「眠らない」からすべて不眠で片付けない．「みんな寝かせればいい」という乱暴な考えは捨てよう.
- 「不眠」にひそむ「せん妄」と「うつ病」を鑑別する目を鍛えよう.

1 入院中の不眠をどのように考えるか

入院患者の「不眠」に対応をしたはずなのに，なぜか患者は寝ずに興奮している，転倒している，このような経験はないでしょうか.

不眠は入院患者の約２人に１人と，非常に頻繁にみられます．入院患者だからといって，「不眠症」が外来と異なることはありません．しかし，入院患者の「不眠」の訴え，あるいは病棟スタッフから「不眠」の対応を求められた場合に注意をしなければならないことは，**夜眠らないからすぐにそのまま不眠だと考えてはいけないという点です.**

典型例をあげると，まず疼痛管理が確実になされているかどうかがあります．例えばがん疼痛治療のまず目指すべき目標が夜間の除痛（要は痛みを感じずに安心して休めるようにすること）であるのと同様に，疼痛コントロールが不十分であるため眠れないという場合があります．この場合は，疼痛の原因を含めマネジメントをし直す必要があります.

次にあげられるのが薬剤性の不眠です．薬剤性の不眠には，中枢性覚醒

表1 ● 入院患者における不眠のアセスメントのポイント

身体症状（特に疼痛）を患者は我慢していないか
- 疼痛：痛くて眠れない，疼痛で寝返りをうつたびに起きることに気付いていない患者・医療者がいる
- 頻尿：前立腺肥大
- 瘙痒感：肝不全
- 呼吸困難・咳：喘息

薬剤性の不眠はないか
- ステロイド
- 中枢神経刺激薬：メチルフェニデート，ペモリン
- ベンゾジアゼピン系薬剤・バルビツール酸系薬剤の退薬症状（典型的には超短時間作動薬であるトリアゾラムの中断による反跳性不眠がある）
- 利尿薬：夜間の排尿回数増加による
- 24時間点滴による利尿作用
- 喘息薬：エフェドリン，テオフィリン
- 抗うつ薬：アモキサピン，イミプラミン

精神疾患の存在
- せん妄：昼夜逆転と注意力障害（会話のつじつまがあわなくなる，など）がある場合
- うつ病：不眠とともに食欲不振，意欲の低下，気分の落ち込みがある場合
  うつ病の有無を判断するうえで，下の2つの質問をすることが一般的に推奨されている．
  ①一日中気持ちが落ち込んだりしませんか．
  ②今まで好きだったことが楽しめなくなっていませんか．
  これは，2 question法といい，どちらも「いいえ」だった場合はうつ病を90％以上の確率で除外することができる．
- アルコール乱用・依存
  こちらは，アルコール依存度をスクリーニングするCAGE法がある[2]．
  ①いままでに酒を減らさなければならないと思ったことがあるか
  ②飲酒を批判されて，腹が立ったり，いらだったことがあるか
  ③飲酒に後ろめたい気持ちや罪悪感を感じたことがあるか
  ④朝酒や迎え酒を飲んだことがあるか
  以上のうち，2項目以上を満たす場合に，アルコール依存症の可能性がある．

作用による不眠（ステロイドによる覚醒作用，中枢神経刺激薬による覚醒作用）のほか，効果の不適切な時間での発現（夜間頻尿）も問題となります．中枢覚醒作用による場合であれば，内服を午前中にまとめることが重要ですし，輸液も可能であれば日中にまとめるだけでも改善します[1]．

入院患者における不眠のアセスメントのポイントを**表1**にまとめました．

2 せん妄の見落としに注意

入院患者の不眠への対応を考えるうえで最も問題となるのは，せん妄の見落としによる不適切な睡眠薬の使用です．

不眠とせん妄は身体治療の場面では表と裏のように常について回ります．どちらも患者のQOLを著しく落とすために確実な対応が必要です．

せん妄は，脳の器質的な脆弱性のうえに，脱水や感染，薬物などの身体負荷が加わったために，脳活動が破綻した状態です．

せん妄の診断基準

A）注意を集中し，維持し，転動する能力の低下を伴う意識の障害

B）認知の変化（記憶欠損，失見当識，言語の障害など），またはすでに先行し，確定され，または進行中の認知症ではうまく説明されない知覚障害の出現

C）その障害は短期間のうちに出現し（通常数時間から数日），1日のうちで変動する傾向がある

〈米国精神医学会診断基準　DSM-Ⅳ-TRより〉

せん妄が生じると，点滴抜去や転倒・転落など医療安全上の問題がよく取り上げられますが，一番の問題は，患者とコミュニケーションがとれなくなることです．その結果，

①患者の意向に沿った治療ができなくなる

②患者の自覚症状が得られなくなり，病状変化の早期発見・早期対応が困難になり転帰が悪化する

ということが生じます．

せん妄というと，一般には術後せん妄を思い浮かべるかもしれません．たしかに術後患者の50％にせん妄が出現します．しかし，一般病棟においても入院患者の約30％にせん妄が合併しています．そのうちの60％が見落とされていると言われています．せん妄がどうして見落とされるのかというと，せん妄の中核症状である睡眠覚醒リズムの障害（いわゆる昼夜逆転）と注意力障害が見落とされるからです．

せん妄のイメージとして幻視や妄想，興奮といった目に見える症状はわ

表2 ● せん妄の症候と出現頻度

精神神経症状	%	認知症状	%
睡眠覚醒リズムの障害	97	見当識障害	76
幻視・知覚障害	50	注意力障害	97
妄想	31	記憶障害（短期）	88
気分の障害	53	記憶障害（長期）	89
言語障害	57	空間認知障害	87
思考障害	54		
焦燥	62		
制止	62		

文献4より

かりやすいし，「おかしい」と気付きやすいかもしれませんが，そのような目につく症状の出現頻度はいずれも50%程度しかありません（**表2**）[3]．その結果，昼夜の区別なく注意力の低下した低活動性せん妄が見落とされてしまいます（あなたの病棟にも，昼もカーテンを引いて寝ているお年寄りはいないだろうか？）．

確実にせん妄を見つけ対応するためには，せん妄の中核症状である睡眠覚醒リズムの障害と注意力障害に注意をしなければなりません（**表3**）[3]．

ここで1つ症例を紹介しよう．

症例① 66歳　男性

肺腺がんに対する化学療法中の方が発熱と食欲不振のために入院となった．入院してから，「外が暗くなってくると怖くなる」という．受け持ち看護師からも「日中はよく休んでいるけれども，夜になると不安になるようでそわそわとしている．眠れないようだから，何か睡眠薬でも出してもらえないだろうか」と相談があったので，とりあえずゾルピデム（マイスリー®）10 mg/日を出して様子をみることにした．
その晩，病棟から「患者さんが落ち着かない．立ち上がっては転倒し，点滴を抜いて興奮しているので何とかしてほしい」とコールが入った．

この症例では，「日中はよく寝ていて，夜になってそわそわとしている」という点で睡眠覚醒リズムが乱れていること，そわそわと落ち着きがない

表3 不眠とせん妄の比較

	不眠	せん妄
睡眠覚醒リズムの障害	なし	昼夜逆転
症状の動揺	なし	あり （一日のなかでも症状のひどいとき，軽いときがある．一般に夜になると増悪する）
注意力障害	なし	あり （臨床では会話に突然脈絡のない話題が入る．会話が迂遠になりまとまりが悪くなることで気付かれる）
見当識障害	なし	あり （日付や場所，時間がわからなくなる）
記憶障害	なし	あり （数分前のことを覚えていない）
知覚障害	なし	幻視・錯覚
感情の障害	なし	抑うつ状態や躁状態を呈することがある
意欲・行動の障害	なし	あり （亢進して激しく動いたり，逆に発動性が低下することがある）

点で外界の状況を把握できないでいる注意力障害を疑う必要がありました．この時点でせん妄を疑い対応を開始する必要があったのですが，せん妄を見落とし，「不安がっている」との心理的な解釈をして不眠症と誤診をしました．さらに，せん妄のリスクになる超短時間作用型睡眠薬を指示し，結果としてせん妄を増悪させてしまった，ということになります．

3 不眠とせん妄を鑑別する目をもとう

不眠とせん妄を見極めるためには

・昼夜逆転がないかを確認する
・注意力障害の有無を必ず確認する
※簡単にできる方法：患者さんと会話をする．話題が脈絡なく飛ぶ場合や直前の話題を忘れていることがあれば，注意力障害を積極

的に疑い，せん妄のスクリーニング（見当識の確認，シリアル7※による注意力の確認など）を行う

という，基本を押さえることが何よりも重要です.

参考文献

1）奥山 徹：不眠.『緩和ケアチームのための精神腫瘍学入門』（小川朝生/監，内富庸介/編），p100-115，医薬ジャーナル社，2009　⇒身体疾患治療中の不眠に関連したアセスメントのしかたについてまとめてある.

2）Ewing JA : Detecting alcoholism. The CAGE questionnaire. JAMA, 252 : 1905-1907, 1984

3）小川朝生：せん妄.『緩和ケアチームのための精神腫瘍学入門』（小川朝生/監，内富庸介/編），p120-139，医薬ジャーナル社，2009

4）Meagher DJ, et al : Phenomenology of delirium. Assessment of 100 adult cases using stadardised measures. Br J Psychiatry, 190 : 135-141, 2007

〈小川朝生〉

※100から7を連続的に引いて答えてもらう検査．注意が維持できるかどうかを判断するのに有用

4 薬物療法の基本的な進め方
～睡眠薬の使い方と止め方

不眠の薬物療法を行う際には，効果的で安全性の高い薬剤を選択すること，患者の症状にあった適量を使用することが大切です．また，睡眠薬の中止はタイミングの評価と漸減中止のテクニックがポイントになります．不眠治療の全体像をイメージしながら薬剤選択できるようになりましょう．

1 睡眠薬の選択方法

表は現在使用されている主な睡眠薬を作用時間型とメラトニン受容体作動薬，非ベンゾジアゼピン系およびベンゾジアゼピン系睡眠薬に分類したものです．

不眠のタイプは入眠困難，中途覚醒，早朝覚醒，熟眠障害に分けられるため，それぞれの症例の**不眠で困っている時間に合わせて睡眠薬を選択すること**が1つ目のポイントです．ただし，薬剤の血中濃度のデータは若年成人の少数例をもとにしたもので，実際は個人差が大きいため，作用時間に関してはあくまで目安であることに注意する必要があります．高齢者や肝障害など合併症をもつ患者では血中濃度は延長し，超短時間作用型の睡眠薬であっても持ち越し作用を生じる可能性があります．

次に，**副作用の少ない睡眠薬を選ぶこと**が2つ目のポイントです．筋弛緩作用の有無に着目して転倒の危険性を高めないように注意します．また，長期の持続期間と高用量の使用によって問題となる耐性と習慣性，急な中断時の反跳性不眠が生じにくい薬剤を選択するように心がけます．これらはベンゾジアゼピン系の薬剤のなかでも半減期の短い超短時間・短時間作用型の薬剤で強く，非ベンゾジアゼピン系睡眠薬のゾルピデム（マイスリー®）やエスゾピクロン（ルネスタ®），ゾピクロン（アモバン®），メラトニン受容体作動薬のラメルテオン（ロゼレム®）ではほとんどみられず，危険性が少なくなっています．

表●主な睡眠薬の作用時間による分類と特徴（抗不安作用・筋弛緩作用）

作用時間による分類	消失半減期（時間）	治療に適する不眠症のタイプ	分類	筋弛緩作用	抗不安作用	一般名	商品名	用量（mg）
超短時間作用型	2～4	入眠困難	メラトニン受容体作動薬	−	−	ラメルテオン	ロゼレム	8
			非ベンゾジアゼピン系	＋	−	ゾルピデム	マイスリー	5～10
			ベンゾジアゼピン系	＋＋	＋	トリアゾラム	ハルシオン	0.125～0.25
短時間作用型	5～10	入眠困難 中途覚醒	非ベンゾジアゼピン系	＋	＋	ゾピクロン	アモバン	7.5～10
						エスゾピクロン	ルネスタ	1～3
			ベンゾジアゼピン系	＋＋	＋	ロルメタゼパム	エバミール ロラメット	1～2
						リルマザホン	リスミー	1～2
			チエノジアゼピン系※1			ブロチゾラム	レンドルミン	0.25
中時間作用型	20～30	中途覚醒 熟眠障害	ベンゾジアゼピン系	＋＋	＋	エスタゾラム	ユーロジン	1～4
						フルニトラゼパム	ロヒプノール	1～2
						ニトラゼパム	ベンザリン	5～10
長時間作用型	40～	早朝覚醒 熟眠障害	ベンゾジアゼピン系	＋	±	クアゼパム※2	ドラール	15～30
				＋＋	＋	フルラゼパム	ベノジール ダルメート	10～30

※1　チエノジアゼピン系睡眠薬の薬理作用はベンゾジアゼピン系睡眠薬と同等である
※2　クアゼパムはベンゾジアゼピン系睡眠薬であるが，非ベンゾジアゼピン系睡眠薬と同様に習慣性がほとんどみられず，抗不安作用・筋弛緩作用が弱い

3つ目のポイントは**睡眠薬のもつ抗不安作用を意識して薬剤選択**することです．2つ目のポイントにおいて安全性の高いメラトニン受容体作動薬や非ベンゾジアゼピン系睡眠薬のゾルピデムでは，不眠の患者がもちやすい不安に対する効果がほとんどないことから，不安の強い患者に対しては抗不安効果の期待できるベンゾジアゼピン系睡眠薬やエスゾピクロン，ゾピクロンの方がより有効です．

こうした薬剤による特徴の違いを意識して睡眠薬を選択するとよいでしょう.

以下，表に従って睡眠薬の選択方法を概説します.

■一般的な入眠困難をもつ不眠の患者

【例えば】 入院して睡眠環境が変わったために眠れない患者

処方例1

ゾルピデム（マイスリー®）5 mg錠　1回1錠　1日1回　就寝前

処方例2

エスゾピクロン（ルネスタ®）1 mg錠（高齢者）1回1錠　1日1回　就寝前

入眠困難をもつ不眠患者に対して最初に使用を考慮する睡眠薬は超短時間・短時間作用型の睡眠薬です．これらの睡眠薬は，寝付きは悪いがいったん寝付いてしまえばその後は朝まで眠れる患者に有効です．超短時間・短時間作用型の睡眠薬のなかでは非ベンゾジアゼピン系睡眠薬を優先して選択することにより，習慣性の問題や筋弛緩作用によるふらつき，転倒などの危険性を軽減することができます．最初はなるべく少量の用量から開始します．エスゾピクロンの開始用量は成人では2 mg，高齢者では1 mgとなっています.

■不安が強くて寝付けない患者

【例えば】 今晩眠れるかどうかを気にして夜が近づくと緊張してしまう患者
翌日の手術が不安で眠れない患者

処方例1

ブロチゾラム（レンドルミン®）0.25 mg錠　1回1錠　1日1回　就寝前

処方例2

ロルメタゼパム（エバミール®）1 mg錠　1回1錠　1日1回　就寝前

不安が強くて寝付けない場合には非ベンゾジアゼピン系睡眠薬のゾルピデムでは効果が得られない場合も多いため，抗不安作用が期待できるベンゾジアゼピン系の超短時間・短時間作用型睡眠薬や非ベンゾジアゼピン系睡眠薬のエスゾピクロン，ゾピクロンを選択します．

■不安が強く，頻回の中途覚醒や中途覚醒後の再入眠困難を訴える患者

処方例1
ニトラゼパム（ベンザリン®）5 mg錠　1回1錠　1日1回　就寝前

処方例2
フルニトラゼパム（ロヒプノール®）1 mg錠　1回1錠　1日1回　就寝前

こうした中時間作用型のベンゾジアゼピン系睡眠薬は不安が強い患者の入眠困難から中途覚醒，熟眠障害の不眠に有効です．フルニトラゼパムは催眠作用が強いために精神科ではしばしば処方される薬剤ですが，習慣性も強いので注意します．

■不安はあまり強くないが，中途覚醒や早朝覚醒を訴える患者

処方例
クアゼパム（ドラール®）15 mg錠　1回1錠　1日1回　就寝前

クアゼパムは長時間作用型の睡眠薬であるため，中途覚醒後の再入眠困難や早朝覚醒タイプの不眠に有効です．ベンゾジアゼピン系睡眠薬ではありますが，習慣性が少ないメリットがあります．しかし消失半減期が長いために効果発現に数日の服用を要することがあることや，蓄積して持ち越し作用などの副作用が生じることがある点に注意が必要です．

■それぞれの睡眠薬で効果が弱いと評価したとき

処方変更例1
ゾルピデム（マイスリー®）5 mg錠　1回1錠　1日1回　就寝前
→ゾルピデム（マイスリー®）10 mg錠　1回1錠　1日1回　就寝前

処方変更例2
エスタゾラム（ユーロジン®）1 mg錠　1回1錠　1日1回　就寝前
→エスタゾラム（ユーロジン®）1 mg錠　1回2～3錠　1日1回　就寝前

原則として少量から処方を開始してしばらく効果を確認し，効果が不十分と判断した場合には，まずは同一の薬剤を適応の用量内で増量します．高齢者や身体機能の不良な患者の場合，開始時の用量は通常使用量の1/2程度を目安とします．

■中途覚醒や早朝覚醒が残存する場合

処方変更例1

ゾルピデム（マイスリー®）10 mg錠　1回1錠　1日1回　就寝前
→リルマザホン（リスミー®）2 mg錠　1回1錠　1日1回　就寝前

処方変更例2

ロルメタゼパム（エバミール®）1 mg錠　1回2錠　1日1回　就寝前
→ニトラゼパム（ベンザリン®）5 mg錠　1回2錠　1日1回　就寝前

入眠困難は改善したが中途覚醒や早朝覚醒が残存する場合，「超短時間作用型睡眠薬から短時間作用型睡眠薬に」，「短時間作用型睡眠薬から中時間作用型睡眠薬に」という手順で，より消失半減期の長い睡眠薬に薬剤を変更します．

■従来の睡眠薬が使用しにくい合併症をもつ不眠症患者

処方例

ラメルテオン（ロゼレム®）8 mg錠　1回1錠　1日1回　就寝前

ラメルテオンは催眠作用や体内時計に対する作用を有するメラトニン受容体作動薬であり，習慣性がないことが特徴です．また，ベンゾジアゼピン系睡眠薬でみられる筋弛緩作用がないため，従来のベンゾジアゼピン系睡眠薬では筋弛緩作用による呼吸抑制などで使用が困難な合併症（閉塞性肺疾患や睡眠時無呼吸症候群，急性狭隅角緑内障，重症筋無力症，筋萎縮性側索硬化症など）に伴う不眠では有用です[1)]．しかしながら従来の睡眠薬に比べて効果に個人差を認め，過去の睡眠薬の使用経験から睡眠薬に即効的効果を期待する患者には効果が実感しにくい面があります．

このように患者の不眠のタイプに合わせた薬剤選択を行うことによって，

効果的で安全な不眠治療を心がけてください．

2 睡眠薬を開始して数日の時点で注意すべきこと

一般的に睡眠薬の効果は内服を開始した当日から期待できますが，内服開始日に睡眠薬の効果を意識しすぎると目が冴えてしまい，その日には効果が得られないことがあります．また，中〜長時間作用型の睡眠薬では体内で薬剤の濃度が平衡状態に達するまでに時間がかかるため，しばらく経過してから副作用が出ることもあるため注意を要します．このため，投与当日に満足できる睡眠が得られなかったとしても翌日すぐに増量することは勧められません．睡眠薬の正しい効果を評価するには数日から1週間を要することを患者さんにも理解してもらうようにしましょう．

患者さんの訴える眠れたかどうかの感想に一喜一憂して睡眠薬を増量することは睡眠薬に対する依存心を高めてしまうことにもなりかねないので注意する必要があります．徐々に眠れるようになった体験を患者さんに得てもらうことは，睡眠薬の錠数や銘柄に対するこだわりを生じさせない工夫につながり，不眠症治療の終了時の薬剤減量を容易にします．眠れないことに対する不安を強く訴える患者さんに対しては，その苦痛に共感的に接しつつも，医療者が患者さんの不安に巻き込まれて治療効果を焦ってしまうことがないようにすることが大切です．1週間程度で徐々に効果がはっきりしてくるという見通しを患者さんに説明し，内服開始初期に安心して睡眠薬を継続できるように配慮することは不眠症治療を上手に行ううえで大切なポイントです．

3 睡眠薬を減量・中止するタイミングとその方法[2)]

睡眠薬を使用して不眠が改善するのと平行して不眠の原因を取り除き，その後で睡眠薬を中止することができれば理想的です．しかし不眠症は慢性疾患としての特徴をもつため長期の治療を要することも多く，減量・中止は難しいことが多いのが現実です．条件がそろった場合には睡眠薬の減量・中止を試みることも可能ですが，以下のような点に注意することが大切です．

■不眠の原因が消失してから中止を試みること

睡眠を妨げる心理的要素や原因となる精神疾患や身体疾患が改善してから減量中止を開始しなければ，当然患者は再度眠れない日々に苦しむようになります．その結果，「やはり止められなくなってしまった」という不安が増して不眠はさらに悪化します．

■不眠に対する不安感が消失してから減量や中止を試みること

眠れるようになってからも，患者がまだ不眠の苦痛を鮮明に覚えている時期に止めようとすると，睡眠薬中止に対する不安で眠れなくなることがあります．不眠に対する不安が消失した時期が中止のタイミングです．内服を忘れても寝ていたことに気付くなどの体験があればさらに中止が容易です．

■減量や中止によって予測されるデメリットを理解してもらうこと

睡眠薬は不眠の原因を改善させる薬剤ではないため，不眠の原因が取り除かれていなければ中止するともとの不眠に戻ります．また，ベンゾジアゼピン系睡眠薬（特に超短時間作用型や短時間作用型）では減量や中止を行うとリバウンドによる反跳性不眠が生じて一時的に不眠が悪化することがあります．減量や中止にあたっては，このような不眠の再燃に関して理解してもらいます．

■急な中断をしないこと

図[2]は睡眠薬の中止方法を示したものです．ベンゾジアゼピン系睡眠薬は，作用時間の短いものほど反跳性不眠が生じやすいため，作用時間の短い睡眠薬では，内服する薬剤量を減量する漸減法（図A）で減量します．錠剤に割線があれば0.5錠ずつの減量が可能ですが，1/4ずつ減量するなどより少量の単位で減量した場合にはさらに反跳性不眠は生じにくくなります．

一方半減期の長い薬剤では1日服用を中止しても薬剤の血中濃度の低下は緩やかであるため，短時間作用型の薬剤に比較して反跳性不眠が生じにくいのが特徴です．このため，毎日の内服から2日に1度，3日に1度と服用間隔を広げて行く隔日法（図B）での漸減が可能です．実際には両方を使用（図C）して徐々に減量していくと，より安全に離脱できるでしょう．

短時間作用型睡眠薬から直接の離脱が困難な場合は中〜長時間型睡眠薬に置き換えた後で長時間作用型睡眠薬を中止していく〔例えばブロチゾラ

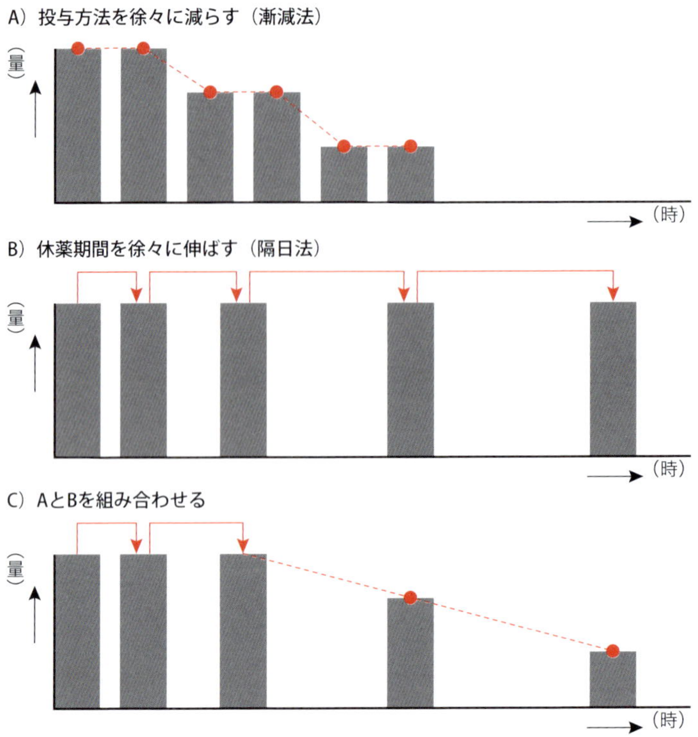

図●睡眠薬の中止方法

内村直尚：睡眠障害の対応と治療ガイドライン 第2版（内山真編集），p119，じほう，2012より転載

ム（レンドルミン®）1錠から離脱する場合，まずブロチゾラムの漸減開始と同時にクアゼパム（ドラール®）15 mg錠1錠を追加投薬し，ブロチゾラムを中止できてからクアゼパムを漸減する〕方法もあります．

参考文献・参考図書

1）村崎光邦：新規睡眠薬ramelteonの基礎と臨床．臨床精神薬理，14：419-438，2011
2）『睡眠障害の対応と治療ガイドライン 第2版』（睡眠障害の診断・治療ガイドライン研究会，内山 真/編），p105-130「薬物治療」，p119，じほう，2012

〈平　俊浩〉

確認問題

□第1問 〈谷口充孝〉

以下の記載のなかで正しいものを1つ選べ

①睡眠は意識障害の1つと考えてよい
②睡眠の質がよければ，短い睡眠時間でもよい
③レム睡眠は昼間に出現することが多い
④高齢になると深睡眠の割合が減少し，レム睡眠の割合が増加する
⑤夕方に長時間の昼寝をとると入眠が困難になるのは睡眠ホメオスタシスの働きが弱まってしまうためである

□第2問 〈谷口充孝〉

以下の記載のなかで正しいのはどれか

①入眠まで1時間以上であれば不眠と診断される
②不眠の原因は1つに特定できることが多い
③不眠の評価では夜間だけでなく日中の活動にも注意する
④不眠の確定診断には終夜睡眠ポリグラフィやアクティグラフィを必須とする
⑤ほとんどの睡眠薬は1年以上にわたる長期間の使用の安全性のエビデンスが確立されている

□第3問 〈小川朝生〉

以下の記載のなかで間違っているものはどれか

①不眠への不適切な対応がせん妄の発症につながる
②幻覚や妄想を頼りにせん妄を診断するのがよい
③睡眠覚醒リズムを評価することはせん妄の診断の助けになる
④せん妄を見落とす原因に，せん妄の症状を心理的に解釈しがちなことがある

□第4問 〈平　俊浩〉

不眠症治療に関して正しい記載はどれか

①入眠困難をもつ不眠患者に対して最初に使用を考慮する睡眠薬は，中時間作

用型のベンゾジアゼピン系睡眠薬である

② 睡眠薬の効果は内服を開始した当日から期待できるため，投与当日に満足できる睡眠が得られなかった場合には翌日の睡眠薬を増量する

③ マイスリー® の内服で入眠困難は改善したが中途覚醒が残存する場合，同じ超短時間作用型の睡眠薬（例えばハルシオン®）を併用する

④ 不安が強くて寝付けない不眠症患者に対しては非ベンゾジアゼピン系睡眠薬のマイスリー® やメラトニン受容体作動薬を選択する

⑤ 睡眠薬の中止時は漸減法や隔日法を使用し，徐々に使用量を減らすとよい

□第5問

〈平　俊浩〉

睡眠薬の副作用やその予防に関して正しい記載はどれか

① ベンゾジアゼピン系睡眠薬は非ベンゾジアゼピン系睡眠薬に比べて習慣性の問題や筋弛緩作用によるふらつき，転倒などの危険性が少ない

② メラトニン受容体作動薬には依存性や筋弛緩作用が認められる

③ 睡眠薬の急な中断によって生じうる反跳性不眠は，超短時間・短時間作用型のベンゾジアゼピン系睡眠薬より非ベンゾジアゼピン系睡眠薬やメラトニン受容体作動薬で生じやすい

④ 長時間作用型の睡眠薬では数日経過してから日中の眠気が問題となってくる可能性がある

⑤ 睡眠薬の長期間使用による習慣性を予防するために睡眠薬の使用は数カ月以内に中止を試みることが大切である

解答と解説

第1問 正解⑤

① × 意識障害と睡眠は異なる状態である.

② × いくら栄養のバランスがよくても摂取カロリーが不足していれば問題であるように，睡眠も量と質の両方が大切である.

③ × 通常，レム睡眠は昼間には出現しない．昼間の脳波検査でレム睡眠の出現を認めた場合，ナルコレプシーが疑われるが，ナルコレプシーだけではなく睡眠不足や睡眠覚醒リズムの異常などでも出現するので注意する.

④ × 高齢者では深睡眠の比率が低下し，浅い睡眠の比率が増加する．しかし，成人以降，レム睡眠の比率は変化しない.

⑤ ○

第2問 正解③

① × 不眠の定義は睡眠に関して困っていることであり，入眠困難の訴えがなければ入眠までに時間がかかっても不眠とは診断されない.

② × 不眠の原因は多因子が絡んでいることが多く，特定できないことが多い.

③ ○

④ × 不眠の診断に必要となる客観的な検査所見はない．アクティグラフィは腕時計のように手首にはめて活動量を計測する機器であり，睡眠覚醒リズムの問題や日中の臥床傾向などを客観的に評価する方法として利用される.

⑤ × 睡眠薬の長期使用のエビデンスは少ない．このため，睡眠薬の長期使用は必要性の高い患者に限定する.

第3問 正解②

① ○

② × せん妄のうち，幻覚や妄想が出現するのは50%程度しかない．注意

力障害と睡眠覚醒リズムを評価することが一番確実である.

③ ○

④ ○

第4問 正解⑤

① × 超短時間・短時間作用型の非ベンゾジアゼピン系睡眠薬を優先して用いる.

② × 睡眠薬の正しい効果を評価するには数日から1週間を要すため，早すぎる増量は副作用を招くことがある.

③ × この場合，超短時間作用型睡眠薬（マイスリー®）から短時間作用型睡眠薬（例えばエバミール®）にという手順で，より消失半減期の長い睡眠薬に薬剤を変更することが望ましい.

④ × 抗不安作用を有するベンゾジアゼピン系睡眠薬やエスゾピクロン®を用いる.

⑤ ○

第5問 正解④

① × 逆である.

② × メラトニン受容体作動薬には依存性や筋弛緩作用が認められない.

③ × 反跳性不眠は，超短時間・短時間作用型のベンゾジアゼピン系睡眠薬で生じやすい.

④ ○ 蓄積作用により持ち越し作用などの副作用が生じることがありうる.

⑤ × 睡眠薬の中止を試みるのは，治療により不眠が改善した状態が続き，不眠の原因と不眠に対する不安感もなくなったタイミングが望ましい．しかし不眠症は慢性疾患としての特徴をもつため，睡眠薬の中止よりも，安全に使用継続できる使用方法の指導や習慣性の少ない睡眠薬を選択することの方が現実的である場合が多い.

第2章

睡眠薬に詳しくなろう

1 睡眠薬の概略を知ろう

1 睡眠薬の歴史を知ろう

1903年にバルビツール酸系睡眠薬であるバルビタールが登場し，当時はその優れた睡眠作用から多くの患者に使用されました．しかしこの薬剤は依存や耐性を形成しやすく，投与中断時に激しい離脱症状を生じる可能性があります．さらに治療用量と致死用量の幅が狭いため呼吸抑制により死に至る例があることが明らかとなりました．そのようななか，1961年に安全性の高い睡眠薬としてベンゾジアゼピン系薬剤のクロルジアゼポキシドが発売されました．そしてその安全性・有効性の高さからたくさんのベンゾジアゼピン系薬剤が開発され使用されるようになり，今では睡眠薬における代表的な薬剤となりました．

最近では，その他にも依存性のない睡眠薬として，抗ヒスタミン薬やメラトニン製剤が使われるようになっています．また，抗うつ薬であるトラゾドンや，オランザピンやクエチアピンといった抗精神病薬も，高齢の方やせん妄のリスクが高い方などに使用されることがあります．

2 ベンゾジアゼピン系薬剤について詳しくなろう

■ベンゾジアゼピン系薬剤の効能

ベンゾジアゼピン系薬剤は，睡眠導入作用以外にも，抗不安作用，抗けいれん作用，筋弛緩作用，麻酔薬・鎮痛薬の増強作用，アルコール離脱症状に対する予防・治療薬といった効果が知られており，広い臨床適用を有しています．

■精神安定剤と睡眠薬について

患者さんからの訴えのなかで,「睡眠薬は怖いから，精神安定剤を眠前に服用している」など睡眠薬を精神安定剤と表現されることがときどきあります．しかし精神安定剤は医療用語で定義された言葉ではありません．広義にはトランキライザーと称し，抗精神病薬であるメジャートランキライザーやベンゾジアゼピン系薬剤であるマイナートランキライザー（抗不安薬）を指すこともあります．ベンゾジアゼピン系薬剤のなかで催眠作用を目的に開発されたのが睡眠薬で，抗不安作用に対して開発されたのが抗不安薬であり，**基本的な薬理作用は睡眠薬も抗不安薬も同じです．**

■ベンゾジアゼピン系薬剤の薬理作用

●γ-アミノ酪酸（Gamma-Amino Butyric Acid：GABA）とは

GABAは脳内における主要な抑制性の神経伝達物質であり，睡眠に対して重要な役割を担っています．この中枢神経におけるGABAの機能を亢進する働きをもつ薬剤がベンゾジアゼピン系薬剤です．

●$GABA_A$受容体とベンゾジアゼピン受容体

生体内でGABAが結合する受容体をGABA受容体といいます．このGABA受容体のなかで$GABA_A$受容体が睡眠に大きくかかわります．$GABA_A$受容体は5種類のたんぱく質が結合した五量体の構造をしており，GABAが結合すると塩素イオンチャネル（Cl^-チャネル）が開口します．そして，神経細胞内にCl^-が流入して神経細胞の興奮を抑制します．

この$GABA_A$受容体には，そのイオンチャネルの近位に別の受容体がいくつかあり，GABAによる作用の強さを増強したり阻害したりと調整しています．この受容体の1つが，ベンゾジアゼピン系薬剤が結合するベンゾジアゼピン受容体です．

●アロステリックとは

GABAが$GABA_A$受容体に結合すると，イオンチャネルが開きCl^-の神経内への流入が亢進します．ここで，GABAが結合する部位とは別の部位に存在するベンゾジアゼピン受容体にベンゾジアゼピン系薬剤が結合すると，イオンチャネルがさらに広がる，あるいは開く回数が多くなりCl^-流入をより亢進させGABAの作用を増強させます．この反応はアロステリックによるものです．アロステリックとは，“ほかの部位”という意味であり，神経伝達物質が受容体に結合している状態で，神経伝達物質が結合する部位とは異なる部位に，別のある物質が結合し，イオンの透過性を増強させることで，従来の生理的な反応よりもより強く（受容体によっては負の働きとして）効果が発現することをいいます．つまりは，ベンゾジアゼピン系

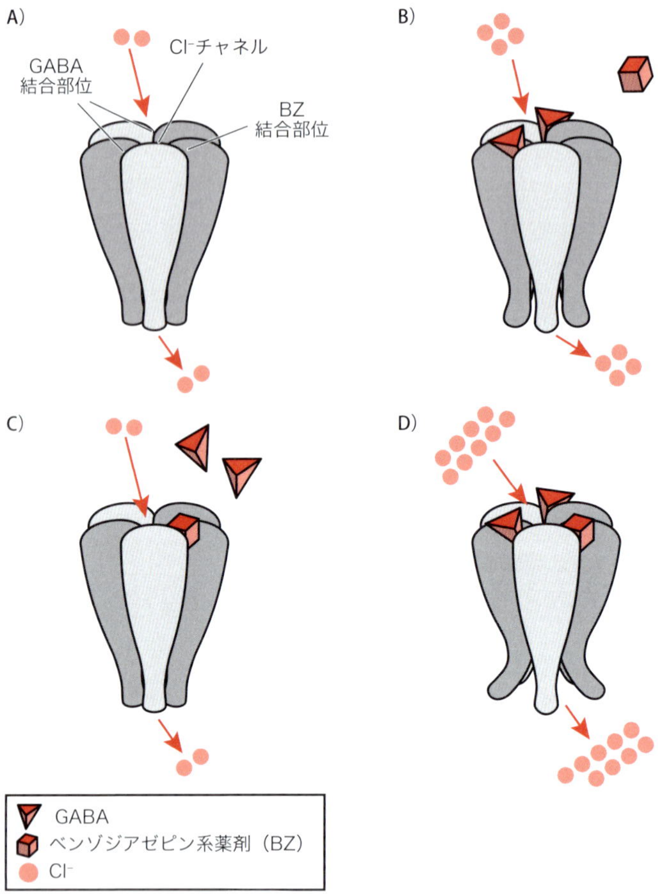

図1 ● GABA$_A$受容体のアロステリック調整

A）ベンゾジアゼピン感受性のGABA$_A$受容体．中心にCl^-チャネルがある．GABA受容体とは別の部位にベンゾジアゼピン受容体を有する．B）GABA受容体にGABAが結合するとCl^-の流入が増大する．C）ベンゾジアゼピン系薬剤がベンゾジアゼピン受容体に結合してもGABAがGABA受容体に結合していなければCl^-の流入は増大しない．D）GABAがGABA$_A$受容体に結合している状態でベンゾジアゼピン系薬剤がベンゾジアゼピン受容体に結合すると，Cl^-の流入は大きく増大する．文献2を参考に作成

薬剤は直接Cl^-チャネルを開口したり，シナプスを抑制したりする働きではなく，GABAの作用を増強することで睡眠を誘導しています（**図1**）．

● GABA$_A$受容体を構成するタンパク質の違いによるベンゾジアゼピン系薬剤の作用の違い

GABA$_A$受容体は細胞膜に存在し，4回膜貫通型のたんぱく質を1つのサ

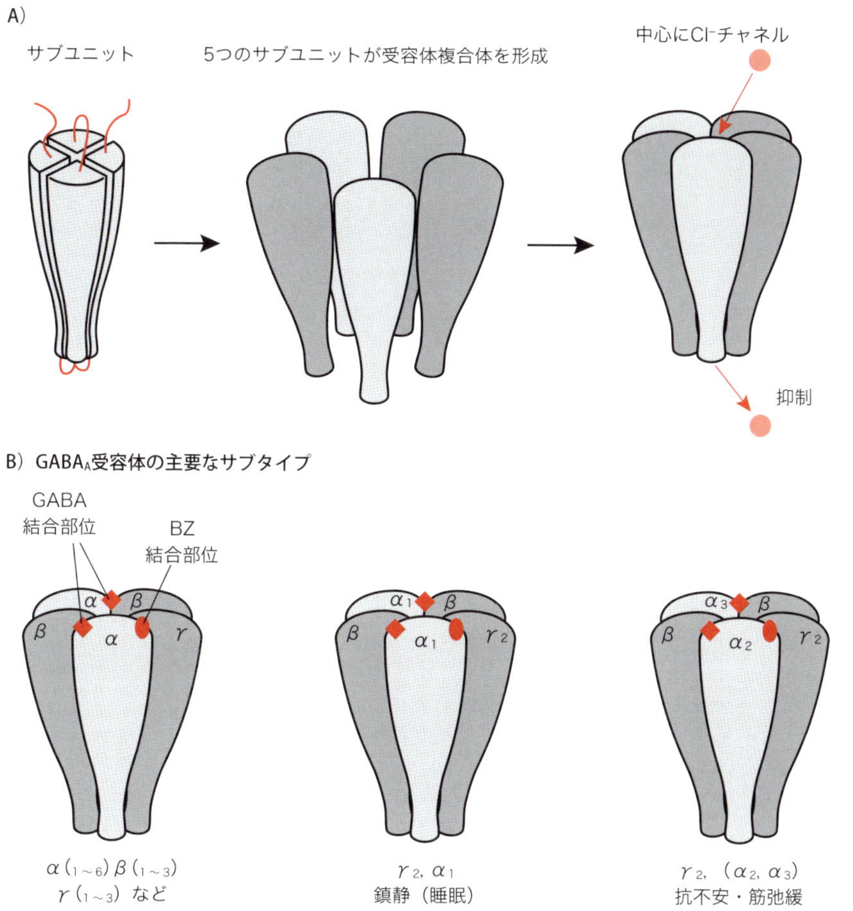

図2 ● GABA$_A$ 受容体

A）4回膜貫通型のタンパク質であるサブユニットが5つ集まることで中心にCl$^-$チャネルを有するGABA$_A$受容体が構成される．B）サブユニットにはアイソフォームがあり，どのアイソフォームで構成されるかによってGABA$_A$受容体の最終的な機能と形が決まる．主にα_1アイソフォームが含まれると鎮静（睡眠），α_2，α_3アイソフォームが含まれると抗不安，筋弛緩にかかわる．文献2を参考に作成

ブユニットとして，このサブユニットが5つ集まった構造をしています（図2A）．そしてその中央にCl$^-$チャネルが存在しています．このサブユニットには，αが6種類（α_1～α_6），βが4種類（β_1～β_4），γが4種類（γ_1～γ_4）などの異なる種類（＝アイソフォーム）があり，どのアイソフォームが集まってできたかによってGABA$_A$受容体の機能と形が変わります．

そのなかで，α_1，α_2またはα_3のアイソフォームが含まれてできている受容体がベンゾジアゼピンに感受性のある$GABA_A$受容体です．α_2またはα_3のアイソフォームが$GABA_A$受容体に含まれると抗不安作用，筋弛緩作用を示し，α_1のアイソフォームが含まれると睡眠・鎮静作用を示します（図2B）．

ベンゾジアゼピン系の薬剤は，これらのα_1，α_2，α_3のアイソフォームが含まれる受容体に非特異的に結合することで，鎮静効果だけではなく，抗不安作用，筋弛緩作用，アルコール増強作用などさまざまな薬理作用を示します．

●非ベンゾジアゼピン系睡眠薬について

非ベンゾジアゼピン系睡眠薬とは，ベンゾジアゼピン骨格をもたない構造をしていますが，ベンゾジアゼピン受容体を介して作用する薬剤です．イミダゾピリジン系のゾルピデム（マイスリー®）や，シクロピロロン誘導体であるゾピクロン（アモバン®）があります．これらの薬剤は，機序は不明ですが長期使用をしても耐薬性，依存性，離脱は示さないと言われています．またゾルピデムは，$GABA_A$受容体のα_1サブユニットに選択的に結合します．この選択性があることによる機能的意義は解明されていませんが，耐性・離脱のリスクが低いことに寄与していると考えられています．

●ベンゾジアゼピン系薬剤が起こす反応の特徴

バルビツール酸系薬剤を含む他の中枢神経抑制薬もベンゾジアゼピン系薬剤と類似したアロステリックを介した作用機序を有します．しかし，それらの薬剤はCl^-チャネルの開口を延長することで効果を発揮し，GABA単独で生じる反応を超えた反応を示します．

一方ベンゾジアゼピン系薬剤での反応は，Cl^-チャネルの開口の頻度を上げることで効果を発揮します．つまり，従来Cl^-チャネルを開口するのに不十分なGABAの量であっても$GABA_A$受容体の機能を高めることで，Cl^-の浸透性を増強させていると考えられます．さらにその反応はGABA単独で生じる反応を上回ることがありません．このため，他の中枢神経抑制薬が高濃度になると正常範囲を大きく逸脱した神経機能抑制を起こすのとは異なり，ベンゾジアゼピン系薬剤の臨床効果が適切な範囲に留まると考えられています．

●ベンゾジアゼピン系薬剤の薬物動態と効果の関係

ベンゾジアゼピン系薬剤の効果を考えるうえで薬物動態は重要な指標になります．ほぼすべてのベンゾジアゼピン系薬剤が，抗不安作用，筋弛緩作用，睡眠導入作用，抗てんかん作用を有しており，どれかの薬剤の睡眠導入作用や抗不安作用が特異的に優れているということは証明されていません．ベンゾジアゼピン系薬剤に特徴をもたらしているのは薬物動態の違いです．それぞれのベンゾジアゼピン系薬剤は異なる薬物動態（吸収，分布，代謝，排泄）を有しており，その違いが臨床効果の違いを生んでいます．例えば半減期は作用時間に影響をし，薬剤の選択の際に重要な指標になっています．また，定常状態に達するまでの時間に影響を与え，さらに投与中止後の薬物の作用持続時間にも影響を与えます．半減期の長い薬剤を中止した際，ゆっくりと薬剤が排泄されるため，離脱症状や臨床症状の再燃が突然出現してくることはあまりありません．一方で，過鎮静といった副作用は薬剤を中止しても長期にわたり続いてしまいます．その他，薬剤の脂溶性は血液脳関門の透過性に影響を与え，また効果持続時間にも関連します．脂溶性が高い薬剤は末梢組織へ移行してしまい血中や中枢神経から除去されてしまうため効果が持続しにくく，脂溶性の低い薬剤は，末梢に分布しにくいため有効血中濃度をより長時間にわたり維持することになります．

ベンゾジアゼピン系薬剤は主に肝代謝を受けますが，その経路はチトクロームP450（CYP）とグルクロン酸抱合の2種類あります．チトクロームP450の経路で主に代謝される薬剤の場合は，併用薬や，年齢などによって影響を受け，副作用が増強されてしまうことがあります．このようなことが懸念される場合には，グルクロン酸抱合によって代謝を受けるベンゾジアゼピン系薬剤を選択することも可能です．

■ベンゾジアゼピン系薬剤の副作用

ベンゾジアゼピン系薬剤は，ベンゾジアゼピン受容体への特異性が強いため，重篤な副作用は少なく，比較的安全性の高い薬物と言えます．しかし適用が広くさまざまな効果がある反面，副作用も多彩なため注意が必要です．

●鎮静作用，筋弛緩作用

ベンゾジアゼピンの最も頻度の高い副作用は，鎮静作用と筋弛緩作用によるものです．特に高齢者では代謝機能が落ちているため，薬剤の持ち越し作用が発現しやすく，運動失調や筋弛緩作用，それに伴う転倒・けがを起こしやすくなります．精神運動機能低下は怪我や事故につながるため，注意を要する副作用です．高齢者の転倒は骨折に繋がりやすく，特に股関節の骨折はその後の疾病率や死亡率を増加させてしまうこともあります．

また，もう1つの問題は運転操作への支障です．ベンゾジアゼピン系薬剤使用者（非ベンゾジアゼピン系睡眠薬やメラトニン製剤も）は交通事故のリスクと関連すると指摘されています．

そのほか，筋弛緩作用があるため，閉塞性緑内障および重症筋無力症の患者さんには禁忌です．

●健忘

ベンゾジアゼピン系薬剤は健忘を起こすことがあります．この健忘は前向性健忘であり，薬を服用する前までの記憶は保たれますが，薬を飲んだ後から寝るまでのこと，寝てから途中で目覚めた後の出来事を覚えていません．これは，ベンゾジアゼピン系薬剤を服用することで，短期記憶を蓄積する場所から長期記憶を蓄積する場所への記憶の移動が障害されるために起こると考えられています．特に短時間作用型で高力価のベンゾジアゼピン系薬剤の方が健忘を起こしやすいことが知られています．他の危険因子としては高用量，一緒にアルコールを飲む，服用してから入眠までの時間が長い，などがあげられます．

●離脱

ベンゾジアゼピン系薬剤を使用するとGABAの作用を増加させますが，長期投与をしているとベンゾジアゼピン系薬剤を使用している状態で，GABAの作用が正常の範囲に戻ります．そこに突然ベンゾジアゼピン系薬剤を中止するとGABAの作用の低下が起こり，離脱症状が生じると考えられています．すべてのベンゾジアゼピン系薬剤で離脱症状を生じる可能性があります．また通常使用でも離脱は起こります．薬剤を突然中止したり，急激に用量を減少させたりすると，不眠や悪心・嘔吐，けいれんが起こります．また，不安，焦燥，不眠，興奮，落ち着きのなさ，緊張といった精神症状が認められることがあります．作用の強いベンゾジアゼピン系薬剤を突然中止したときや高齢者には時に，幻覚妄想，てんかん発作，継続する耳鳴りなどの重篤な離脱症状がみられることがあります．そのため，ベンゾジアゼピン系薬剤を服用している患者には，離脱症状についてしっかり情報を与え，急激に服用を中断しないように伝える必要があります．

●習慣性，依存

ベンゾジアゼピン系薬剤を長期間大量使用していると，精神的・身体的依存症が生じます．また，これらの薬剤を突然中止すると離脱症状を生じるため，薬を止めることへのさらなる不安につながります．半減期の短い薬剤ほど依存性が高く，その他高齢者や長期服用患者に多く出現しています．また，常用量でも依存を生じる可能性があります．時に，処方せんをコピーするなどして，薬剤を集めようとする患者もいます．アルコールや薬物の依存傾向が強い患者には特に注意が必要です．

●反跳性不眠

常用しているベンゾジアゼピン系薬剤を突然減量したり，中断すると，服用前よりも強い不眠が出現することがあります．この副作用は，半減期が短く，強力な作用を有するトリアゾラムなどのベンゾジアゼピン系薬剤を使用した際に出現しやすいと言われています．

●せん妄

見過ごされやすく注意の必要な副作用です．ベンゾジアゼピン系薬剤は薬剤性せん妄の原因となる代表的な薬剤の1つです．またせん妄の症状が不眠と混同されることがあり，ベンゾジアゼピン系薬剤を投与されることによってますますせん妄が悪化することがあります．脳の器質的な障害や高齢者，術後などの身体的に負荷がかかっている患者にベンゾジアゼピン系薬剤を使う際には注意が必要です．

●その他

呼吸機能が高度に低下している患者や全身状態の悪い患者では，呼吸抑制が起こることがあります．また，性欲や勃起障害は一般的な副作用です．その他，抑うつや脱抑制が起こることがあります．

漠然とした処方をしていませんか？

睡眠薬を，十分な評価もされず漫然と処方されることを目にします．例えば，不眠が手術前の不安からくるものであっても，術後もそのまま漠然と使用されていることがあります．また，「眠れていますか？」と一言簡単に聞くだけで判断し，睡眠薬を処方される場合があります．しかし一時的な心理症状等によるものかもしれませんし，頻尿などほかの原因があるかもしれません．また一般的に高齢者では睡眠の質が落ちています．長期的に服用すると依存や離脱といった弊害が生じます．睡眠薬はとても有効で安全性の高い薬剤であるため，必要時に処方するのはよいのですが，不眠＝薬剤ではなく，不眠の評価をしできるだけ短期になるように，その止めるゴールやタイミングも考慮し，処方することが望まれます．また，止める際には，突然の中止は患者に苦痛を生じさせるので，段階的に減量する必要があります．

■注意すべき相互作用

相互作用は，体内の薬物濃度を増減させる作用（薬物動態的相互作用）と，作用が類似または増強しあう作用（薬力学的相互作用）に分けて考えると整理しやすくなります．

●薬力学的相互作用

薬力学的相互作用の代表的な物質はアルコールです．GABA受容体には，ベンゾジアゼピン受容体部位の他に，アルコールの結合部位もあることがわかっており，両者はGABAの作用を増強しあいます．したがって，ベンゾジアゼピン系薬剤の中枢神経抑制作用は，同じ作用をもつアルコールとの併用で強化されるため，呼吸抑制などの重篤な副作用に注意が必要になります．

その他，同様に鎮静作用を示す抗ヒスタミン薬や，抗精神病薬等の併用も強力な鎮静を生じるため注意が必要です．

●薬物動態的相互作用

ベンゾジアゼピン系薬剤の多くは活性代謝物をもつため，薬物動態的相互作用には注意が必要です．ベンゾジアゼピン系薬剤の代謝経路は大きく分けると2つあります．1つはチトクロームP450（CYP）で代謝されるもので，他の薬物と相互作用をもたらす可能性が高い経路です．もう1つはグルクロン酸抱合で代謝されるものであり一般的に相互作用の可能性は低いと言われています．

イトラコナゾールやフルコナゾールといった抗真菌薬，HIVプロテアーゼ阻害剤（インジナビル，リトナビル等）の薬剤はCYP3A4を阻害します．そのため，同酵素で代謝されるベンゾジアゼピン系薬剤の代謝を阻害し，副作用を増強させる恐れがあります．一方CYPを誘導するリファンピシン，カルバマゼピン，フェニトインといった薬剤やセントジョーンズワートといったサプリメントもベンゾジアゼピン系薬剤の代謝が促進され作用が減弱します．

3 睡眠薬としても使われるその他の薬剤も知っておこう

■メラトニン製剤

●メラトニンとは

ヒトの体内時計は視床下部の視交叉上核にあり，約24時間周期の調整を行っています．その周期を調整する機構の1つとして，メラトニンの分泌があります．メラトニンは松果体から分泌される神経伝達物質であり，視交叉上核に作用し，概日リズムを調整しています．メラトニンはメラトニン受容体1型（MT1受容体）およびメラトニン受容体2型（MT2受容体）に作用し，覚醒中枢から睡眠中枢を優位に導くことで睡眠を誘発します．MT1にメラトニンが結合すると，神経抑制がかかり，体内時計，ペースメーカーの覚醒促進機能を抑制し，睡眠を促します．また，睡眠/覚醒サイクルに対する位相変化や概日リズム変化を起こすのは，1次的には視交叉上核のMT2受容体によるものであると考えられています．これらの作用により，時差ボケなど睡眠覚醒リズムの障害を改善します（**表1**）．

●メラトニンの効き方

メラトニンは入眠作用があることも知られていますが，その効果はベンゾジアゼピン系薬剤と比べて個人差があります．睡眠時に生産されるメラトニンの量は加齢とともに低下し，並行して加齢に伴い睡眠の量と質の低下が起こるため，高齢者の不眠には夜間のメラトニン低下が関与している可能性が考えられ，英国精神薬理学会のガイドラインでは55歳以上ではメラトニン（徐放剤）を推奨しています[1]．

一方でメラトニンの半減期が短く（20～30分），至適用量も明らかにはなっていません．そのため効果の確認が困難であると言われています．また就床前にメラトニンを服用すると，睡眠潜時は短縮しますが，中途覚醒は改善しません．

なお，概日リズムから考えると，位相前進（夜早く眠くなり，朝早く目

表1 ●代表的な睡眠薬の機序・特徴の違い

薬剤	ベンゾジアゼピン系薬剤	バルビツール酸系薬剤	メラトニン製剤
作用する部位	$GABA_A$受容体	$GABA_A$受容体	視交叉上核
結合部位	ベンゾジアゼピン受容体	バルビツール酸受容体	MT1受容体，MT2受容体
作用機序	正のアロステリック	正のアロステリック	概日リズムを調整
	Cl^-チャネルの開口の頻度を上げる	Cl^-チャネルの開口を延長させる	覚醒中枢から睡眠中枢を優位に導く
反応の強さ	GABA単独で生じる反応を上回ることがない	正常範囲を逸脱した神経機能抑制を起こす	自然な睡眠を導く
呼吸抑制	ある，致死的になることはまれ	強い，時に致死的	ない
耐性	ある	強い	ない
離脱症状	ある	強い	ない
過鎮静	ある	強い	ない
薬物依存	ある	強い	ない
過敏反応	まれ	ある	まれ

覚める）している場合には，朝のメラトニンが効果的で，位相後退（夜間眠くならず朝眠くなる）している場合には夕刻のメラトニンが効果的と言われています．

●ラメルテオン（ロゼレム®）について

ラメルテオンは，メラトニンMT1およびMT2受容体に対する高い親和性を有するメラトニン受容体アゴニストであり，用量が確立された睡眠薬です．入眠作用をもち，数日連続使用することで効果が出現する場合もあります．入眠困難の不眠に使われますが，睡眠覚醒リズムの調整作用も期待できるため，睡眠覚醒リズム障害にも使われます．

■抗ヒスタミン薬

抗ヒスタミン薬に鎮静作用があることは広く知られています．抗ヒスタミン薬の1つであるジフェンヒドラミンは風邪薬等に入っている眠くなる成分であり，また睡眠薬としても薬局で購入することが可能です．ジフェンヒドラミンは同時にムスカリン1（M1）受容体拮抗作用があるため，抗コリン系の副作用（便秘，口渇等）に注意が必要です．

■抗うつ薬

抗うつ薬のトラゾドン（デジレル®）やミルタザピン（レメロン®，リフレックス®）が睡眠薬として使用される場合があります．特にトラゾドンは，鎮静作用が強い薬剤であり，半減期も6〜8時間のため睡眠薬として米国ではよく使われるようです．作用機序は，抗ヒスタミン作用と，エピネフリン（アドレナリン）α1阻害作用であり，これらによって強い鎮静作用が現れると考えられています．軽いせん妄の患者さんの睡眠薬としても使用されることがあります．

■抗精神病薬

クエチアピン（セロクエル®）やオランザピン（ジプレキサ®）などの抗精神病薬は，multi acting receptor targeted agents（MARTA）に分類される薬剤であり，ドパミンやセロトニン，ヒスタミンなどのさまざまな受容体を阻害する働きによって鎮静作用を引き起こすため，これらの作用を利用して睡眠薬として使用することがあります．クエチアピンは通常の治療用量（300〜600 mg）の1/10量程度で効果が得られます．半減期が短いため，高齢者やせん妄のリスクが高い患者さんに使いやすい薬剤です．

■バルビツール酸系薬剤

1903年にバルビタールが登場し，それ以降ベンゾジアゼピン系薬剤が登場するまでは代表的な睡眠薬として当時の不眠症患者を救っていました．しかし連用により睡眠効果に耐性が出現し，また臨床で使用する用量で過鎮静や薬物依存，離脱，過敏反応等が生じ，さらに過量服用によって致死的な呼吸抑制作用を生じる危険もあり，今は睡眠薬としてはほとんど使われなくなっています．

患者さんへの十分な説明を

処方されるときに医師から全く薬の説明を受けてこなかった患者さんがときどき見受けられます．なかには話を聞いていないと服用を拒む方や，医師の指示とは異なる服用をされている方もみられます．睡眠薬は，あまりいいイメージの薬剤ではありません．または処方をきっかけに依存症の患者を生み出している可能性もあります．診察に十分な時間を割くことができないこともあるかとは思いますが，患者さんの理解なくして正しく服用することはできない薬です．患者さんに得られる利益と，同時に生じるであろう不利益を，誤解がないように説明することが重要になります．もし，十分に説明することができない場合には，より細かい説明や経過のフォローは薬剤師に依頼するのも1つの方法です．その場合は，睡眠薬の説明状況等，簡単な情報提供があると，薬剤師も患者の疾患や病態を推察しやすくなります．

参考文献

1）Wilson SJ, et al : British Association for Psychopharmacology consensus statement on evidence-based treatment of insomnia, parasomnias and circadian rhythm disorders. J Psychopharmacol, 24 : 1577-1601, 2010
2）『精神薬理学エセンシャルズ―神経科学的基礎と応用―第3版』（仙波純一，他/監訳），メディカル・サイエンス・インターナショナル，2010 ⇒原題「STAHL'S ESSENTIAL PSYCHOPHARMACOLOGY : Neuroscientific Basis and Practical Applications, 3rd Edition」（Stephen M. Stahl）
3）『臨床精神薬理ハンドブック 第2版』（樋口輝彦，他/監，神庭重信，他/編），医学書院，2009
4）『向精神薬マニュアル 第3版』（融 通男/著），医学書院，2008
5）『イラスト薬理学 原書3版』（柳沢輝行，他/監訳），丸善，2006
6）『精神神経薬理学大事典』（A. シャッツバーグ，他/編著，兼子 直，他/総監訳），西村書店，2009

〈元永伸也〉

2 主な睡眠薬の特徴を知ろう

1 一般的な使い分け

不眠症のタイプによる睡眠薬と抗不安薬の選択基準は概ね表1のように考えられています[1]．

睡眠薬の使用で症状を改善するためには，不眠の症状にあったものを選ばなければ意味がありません．例えば，夜中に何度も目が覚めてしまう中途覚醒タイプの人が即効性・短時間の効き目しかない睡眠薬を利用しても夜中には効き目が切れていますから結局何度も起きることになってしまいます．不眠のタイプは症状別に，なかなか眠れない入眠障害タイプ，夜中に目が覚めたり脳が覚醒してしまう中途覚醒タイプ，朝早く目が覚めてしまう早朝覚醒タイプがあります．

医師が処方する睡眠薬は，その人の不眠症状に合わせて短時間作用型・中時間作用型・長時間作用型などの種類とタイプがあります（1章-4表参照）．

即効性の高い短時間・超短時間作用型の睡眠薬は，効果が現れるのが早い分効果が切れるのも早いのが特徴です．そのため翌日まで眠気を持ち越すことはあまりありません．しかし，中時間作用型や長時間作用型と比べると健忘症や，急に使用を中止したときに不眠症状が酷くなりやすい（反跳性不眠）という副作用がみられます．

反対に中時間作用型や長時間作用型は，短時間作用型と比べると翌日に眠気を持ち越しやすく，眠気はなくても日中に運動機能の障害が現れることがあります．しかし，急に使用を中止しても不眠症状が酷くなりにくいのが特徴です．

というように，通常は不眠のタイプと作用時間から薬剤の使い分けを示すのが通例ですが，今回はそれぞれの薬剤の特徴を，あまり知られていない部分も含めて臨床経験からあまりエビデンスにこだわらずに記載してい

表1 ● 不眠症のタイプによる睡眠薬・抗不安薬の選び方

	入眠障害（超短時間型，短時間型）	中途覚醒，早朝覚醒（中時間型，長時間型）
神経症的傾向が弱い場合 脱力・ふらつきが出やすい場合 （抗不安作用・筋弛緩作用が弱い薬剤）	ゾルピデム（マイスリー®） ゾピクロン（アモバン®） エスゾピクロン（ルネスタ®） ラメルテオン（ロゼレム®）	クアゼパム（ドラール®）
神経症的傾向が強い場合 肩こりなどを伴う場合 （抗不安作用・筋弛緩作用をもつ薬剤）	トリアゾラム（ハルシオン®） ブロチゾラム（レンドルミン®） エチゾラム（デパス®）	フルニトラゼパム（ロヒプノール®，サイレース®） ニトラゼパム（ベンザリン®） エスタゾラム（ユーロジン®）
腎機能障害，肝機能障害がある場合 （代謝産物が活性をもたない薬剤）	ロルメタゼパム（エバミール®，ロラメット®）	ロラゼパム（ワイパックス®）

梶村尚史：睡眠障害の対応と治療ガイドライン 第2版（内山真編集），p111，じほう，2012より転載

きます．

2 非ベンゾジアゼピン系薬剤

■ゾルピデム（マイスリー®）

$GABA_A$ 受容体の鎮静に関与する α_1 サブユニットに選択的に作用し，筋弛緩作用などに関与する α_2，α_3 サブユニットへの作用が少ない（2章-1参照）ことから副作用の少ないことが期待され，また，**反挑性不眠や依存性のリスクの低さ**が評価され，2000年に日本に導入されました．

しかし他剤にもみられる異常行動がゾルピデムに多いことが知られています．例えば眠っている間に起き出して車を運転したり，電話をかけたり，食事をしたりする行為が報告されています[2]．この異常行動は，薬剤血中濃度の急な上昇によるとされ，個人差が大きいことが指摘されています[3]．**高齢者や肝・腎障害など身体合併症を有する症例では少量（1日5 mg就寝前以下）から開始する**必要があります．

不安の少ない入眠困難の症例で身体合併症がない，併用薬が少ない場合に，（できれば）1日5 mg就寝前以下でよく使用されています．

■ゾピクロン（アモバン®）

ゾピクロンは7.5 mg，10 mgの錠剤がある超短時間作用型非ベンゾジアゼピン系睡眠薬です．筋弛緩作用が比較的弱いことから，**高齢者にも安全に使え**，専門医からの評価が高い薬剤です．通常の服用でも翌朝に口内に苦味を感じることがあるなど，**苦味が強い**ため粉砕調剤や半錠への分割をしないことが望ましいとされています．

■エスゾピクロン（ルネスタ®）

エスゾピクロンは，超短時間作用型非ベンゾジアゼピン系睡眠薬ゾピクロン（R異性体とS異性体の2種類の混合）から中枢作用の有効成分であるS異性体を単離したものです．

錠剤は1，2，3 mgがあり，成人の不眠患者には1日2～3 mg就寝前，高齢者では1日1～2 mg就寝前が適用されます．

これらの用量において，服用後の苦味以外には，重篤な副作用はみられず，概して安全で有用な睡眠薬と考えられています．エスゾピクロンを6カ月から1年にわたって長期に使用した試験においても耐性・依存性・反跳性不眠がみられなかったという報告[4)]があるため，**入眠困難のある高齢者にも安全に使用でき，苦みについてもゾピクロン（アモバン®）と頻度は同程度であるが程度が軽くなっています．**

3 ベンゾジアゼピン系薬剤

■トリアゾラム（ハルシオン®）

すべての睡眠薬のなかで最も催眠効果を自覚的に感じやすいとされています．しかし，その代償は大きく依存，耐性，離脱しやすさなどすべてにおいて使用には注意を要する薬剤と言えるため現在，第一選択薬として選択されることはありません．

前向性健忘，異常行動，幻覚の危険性は睡眠薬のうちでも出現しやすい薬剤です．抗真菌薬（イトラコナゾール，フルコナゾール），抗肝炎ウイルス薬（テラプレビル）などCYP3A4で代謝される併用薬にも注意が必要で（表2），高濃度にあるほど健忘，ふらつきなどは出現しやすくなります．

入眠障害があり睡眠薬の使用が間違いなく短期間に限られていると推定される，身体合併症がない，併用薬が少ない患者にのみ使用されるべきと

表2 トリアゾラム（ハルシオン®）の併用禁忌

アゾール系抗真菌薬	イトラコナゾール（イトリゾール®）
	フルコナゾール（ジフルカン®）
	ホスフルコナゾール（プロジフ®）
	ボリコナゾール（ブイフェンド®）
	ミコナゾール（フロリード）
HIVプロテアーゼ阻害薬	インジナビル（クリキシバン®）
	リトナビル（ノービア®）等
非ヌクレオシド逆転写酵素阻害薬（NNRTI）	エファビレンツ（ストックリン®）
HCV NC3-4A セリンプロテアーゼ阻害薬	テラプレビル（テラビック®）

考えられます．

■エチゾラム（デパス®）

抗不安作用を期待され，抗不安薬として使用されることが多い薬剤であり，立ち上がりが早いため入眠障害に選択される機会が多い薬剤です．短時間作用型で力価が高いので依存が形成されやすいとされています．軽度うつ状態や頭痛・肩こりに使用されることがあり，内服後早期に多幸感が得られるなどの飲み心地のよさがさらに依存性を高めています．

入眠困難や不安の患者に使われますが，依存・耐性の頻度は高いため配慮して使用されるべきだろうと思われます．

■ブロチゾラム（レンドルミン®）

エチゾラムと構造式が似ていますが睡眠に特化して作られた薬剤であり，同剤より習慣性・依存性が少なく入眠障害・中途覚醒のある不眠症に最も一般的に使用されている睡眠薬です．短時間作用型睡眠薬のなかでは半減期が比較的長く中途覚醒にも有効ですが，その分朝方への持ち越しが生じる場合もあります．

■フルニトラゼパム（ロヒプノール®，サイレース®）

催眠作用が強く，不安やうつを併存する不眠症に対して精神科領域で汎用性が高い薬剤です．しかし，トリアゾラムと同様に内服する側の満足感が高いだけに依存形成のリスクが極めて高いと言われます．さらに本剤に伴う奇異反応（落ち着きのなさ，攻撃性，幻覚，怒り，悪夢など）は重篤なことが少なくありません．他に呼吸抑制が強く，呼吸器系だけではなく神経疾患，重篤な身体疾患がある場合は禁忌と考えてよいでしょう．

極めて重症で他の睡眠薬に反応しない不眠症に極短期間の使用に限って使用されるべきで，長期に使用する場合にはできれば精神科専門医に相談すべきであると考えられます．

■エスタゾラム（ユーロジン®）

フルニトラゼパムより催眠作用が弱く比較的使用されやすいとされています．中途覚醒を伴う熟眠困難症例においてよく使用されます．

■ニトラゼパム（ベンザリン®，ネルボン®）

フルニトラゼパムの代謝物である同剤はフルニトラゼパムよりも半減期が長く，抗けいれん作用を有する睡眠薬として特徴的です．中途覚醒があり，日中の不安がある不眠に対しても比較的安全に使用されています．

■クアゼパム（ドラール®）

長時間作用型に位置する薬剤で，早朝覚醒がある場合に使用される薬剤です．半減期が長い分，中止による反挑性不眠は生じにくいとされていますが，長期使用による体内への蓄積は起きやすいと言われています．したがって服用直後だけではなく数日にわたって転倒リスクに注意しなければなりません．薬理的に筋弛緩作用が少ないとはいえ半減期の長さは翌日の眠気の原因になっていることは少なくありません．

4 メラトニン受容体作動薬

■ラメルテオン（ロゼレム®）

入眠障害治療薬として登場したラメルテオン（ロゼレム®）はGABA受容体などの神経伝達物質の受容体に対して親和性を示さず，メラトニン受容体作動薬として知られる新しいタイプの睡眠薬です．

ベンゾジアゼピン，非ベンゾジアゼピン系睡眠薬の催眠作用とは異なり，**1，2週間服薬継続しているうちに効果が出てきます**．また，半減期からは超短時間作用なのですが，**翌日に眠気が残存する場合もあります**．記憶障害，ふらつきについてはプラセボと同様であることが示されています．内服後の転倒リスクは他睡眠薬と比較して有意に低いとされています．

体内時計に作用し，睡眠覚醒リズム障害の患者にも有用と考えられ，こうした場合には就寝の4〜8時間前に0.5錠（4 mg）を処方します．ただし，睡眠覚醒リズム障害の患者の治療は難しく，早めに専門医を紹介した方がよいでしょう．

5 鎮静作用のある抗うつ薬

■トラゾドン（デジレル®，レスリン®）

トラゾドンは単環系抗うつ薬であり，睡眠導入・維持睡眠深度増強の効果を期待して投与できる薬物ですが，ミアンセリン（テトラミド®）ほどの鎮静効果はありません．依存形成の可能性が低いため高齢者にも安全に使用できますが，**時に脱力などの副作用**を生じます．

ベンゾジアゼピン系薬剤に対して依存傾向がある患者などでよい適応となるかと思います．

■ミアンセリン（テトラミド®），ミルタザピン（リフレックス®，レメロン®）

ミアンセリンは四環系抗うつ薬であり，睡眠導入・維持睡眠深度増強の効果を期待して投与できる薬物です．抗コリン作用が少ないため，高齢者にも安全に投与でき，特に**ベンゾジアゼピン系薬剤でせん妄を誘発するような場合に考慮されることがあり**，1日10 mg就寝前の低用量から開始します．

ミルタザピンはミアンセリンとほぼ同様の分子構造をもち，ほぼ同等の効果があります．しかし抗ヒスタミン作用の強さのため，**過度の眠気や時にせん妄を惹起することがある**ため投与量は1日7.5〜15 mg夕食後あるいは就寝前の低用量から開始するべきと思われます．

なお，**食欲増進，制吐作用**などがあり抗がん治療中のがん患者，オピオイド内服中のがん患者などに利点があります．

6 抗精神病薬

■クエチアピン（セロクエル®）

統合失調症治療薬であり，それに伴う不眠に対して使用されることはありますが不眠症の第一選択薬ではありません．しかし，せん妄に対しては第一選択薬とされ，半減期も短く使用しやすい薬剤です．通常1日25 mg就寝前から開始します．**高用量の内服においては，耐糖能増悪，脂質代謝異常，便秘やイレウスの増悪，起立性低血圧を生じることがあり**注意を要します．

7 その他の薬剤

■ヒドロキシジン（アタラックス®，アタラックス®P）

抗アレルギー作用をもつ抗ヒスタミン薬ですが，催眠鎮静作用があり注射剤もあることから，外科を中心として現在でも汎用されています．しかし，抗ヒスタミン薬はせん妄を惹起する可能性があり，**使用はせん妄のリスクが少ない身体合併症のない場合に限られるべき**です．

■バルビツール酸

ペントバルビタール（ラボナ®），アモバルビタール（イソミタール®），フェノバルビタール（フェノバール®）

依存の危険性も高く，代謝経路が複雑であり薬物動態の個体差も大きく，予期せぬ過呼吸抑制を生じることが多いため現在ではほとんど使用されていません．

■漢方薬

漢方薬には催眠作用はなく，就眠前に服用しても眠気が生じるわけではありません．よく使われるのは酸棗仁湯（さんそうにんとう）ですが，他に保険適応のある漢方薬としては，大柴胡湯（だいさいことう），柴胡桂枝乾姜湯（さいこけいしかんきょうとう），半夏厚朴湯（はんげこうぼくとう），抑肝散（よくかんさん），帰脾湯（きひとう），温経湯（うんけいとう）などがあります．

副作用が少ないと理解されていますが，確かに**依存・耐性の問題はないとしても甘草（カンゾウ）での低カリウム血症や腎障害，漢方全般に肝機能障害は少なくないことに留意するべき**です．

参考文献

1）『睡眠障害の対応と治療ガイドライン 第2版』（睡眠障害の診断・治療ガイドライン研究会，内山 真/編），p111，じほう，2012

2）Inagaki T, et al : Adverse reactions to zolpidem : case reports and a review of the literature. Primary care companion J Clin Psychiatry, 12 : PCC.09r00849, 2010

3）Verster JC & Roth T : Gender differences in highway driving performance after administration of sleep medication : a review of the literature. Traffic inj Prev, 13 :

286-292, 2012
4) Krystal AD, et al : Sustained efficacy of Eszopiclone over 6 months of nightly treatment: results of a randomized, double-blind, placebo-controlled study in adults with chronic insomnia. Sleep, 26 : 793-799, 2003
5) Zammit G, et al : Effect of ramelteon on middle-of-the-night balance in older adults with chronic insomnia. J Clin Sleep Med, 5 : 34-40, 2009
6) Avidan AY, et al : Insomnia medication use and the probability of an accidental event in an older adult population. Drug Healthc Patient Saf, 2 : 225-232, 2010
7)『The Prescriber's Guide 3rd edition - Stahl's Essential Psychopharmacology』(Stephen MS ed), Cambridge University Press, 2009

〈上村恵一〉

確認問題

□第1問

〈元永伸也〉

ベンゾジアゼピン系薬剤を選択する際，その選択の参考となる情報は，下記のうちどれか（複数回答可）

① 薬物動態
② 他の薬剤との相互作用
③ $GABA_A$ 受容体のαサブユニットへの選択性
④ ベンゾジアゼピン受容体への占有率

□第2問

〈元永伸也〉

下記の組み合わせのなかで，問題がないと考えられる処方はどれか？

①ハルシオン® 錠0.25 mg錠	1回1錠	1日1回	就寝前
ブイフェンド® 錠200 mg錠	1回1錠	1日2回	朝夕食間
			7日分
②ロゼレム® 錠8 mg錠	1回1錠	1日1回	就寝前
デプロメール® 錠75 mg錠	1回1錠	1日2回	朝夕食後
			7日分
③ワイパックス® 錠0.5 mg錠	1回1錠	1日1回	就寝前
ジフルカン® カプセル100 mg錠	1回1錠	1日1回	朝食後
			7日分
④セルシン® 錠2 mg錠	1回1錠	1日1回	就寝前
ツルバダ® 配合錠	1回1錠	1日1回	朝食後
カレトラ® 配合錠	1回4錠	1日1回	朝食後
			7日分
⑤ロヒプノール® 錠1 mg錠	1回1錠	1日1回	就寝前
アヘンチンキ	1回0.5 mL	1日3回	朝昼夕食後
			7日分

□第3問 〈元永伸也〉

メラトニン製剤について正しいものを１つ選べ

① 即効性が期待できる

② 高齢者に効果がみられやすい

③ 中途覚醒に有効である

④ 必ず寝る前に服用する

□第4問 〈元永伸也〉

患者より下記の情報が得られた．それぞれ副作用の観点からどのような注意をするとよいか

① 薬を飲み忘れることが多い．そのため，夕食後に睡眠薬もまとめて服用している

② 睡眠薬はとてもよくあっていたため，３種類飲んでいた．しかし家族より睡眠薬は癖になると聞いて不安になったため，今日から飲むのを止めたいと思っている

③ 車を運転するが睡眠薬の服用で眠くて困っている

④ 先週もらった睡眠薬をなくしてしまった．また処方してほしい

□第5問 〈上村恵一〉

ゾルピデム（マイスリー®）の副作用として最も関連性の低いと考えられるのは下記のうちのどれか

① 深夜の気がつかない過食

② せん妄

③ 翌日の午後までの眠気

④ 夜中覚醒時に運転しての事故

□第6問 〈上村恵一〉

不眠を有する閉塞性肺疾患の患者に投与すべきではない薬剤は下記のうちのどれか

① フルニトラゼパム（ロヒプノール®，サイレース®）

② ラメルテオン（ロゼレム®）
③ クエチアピン（セロクエル®）
④ トラゾドン（デジレル®，レスリン®）

□第7問

〈上村恵一〉

催眠作用を有する薬剤とその副作用で誤っているものはどれか
① エスゾピクロン（ルネスタ®）-味覚異常
② レボメプロマジン（ヒルナミン®，レボトミン®）-血圧低下
③ ヒドロキシジン（アタラックス®，アタラックス® P）-せん妄
④ 抑肝散-低ナトリウム血症

解答と解説

第1問 正解①②

① ○ ベンゾジアゼピン系薬剤の有効性・安全性は，薬物動態の違いによって生じる．例えば半減期の短い薬剤は，睡眠導入薬となる．

② ○

③ ④ × すべてのベンゾジアゼピン系薬剤はαサブユニットへの選択性は明らかとなっておらず，非特異的と考えられている．また，ベンゾジアゼピン受容体への占有率の違いによる有効性・安全性の違いは明らかとなっていない（2章-1参照）．

第2問 正解③

③ ロラゼパム（ワイパックス®）の代謝経路はグルクロン酸抱合のため薬物動態的相互作用の影響は受けにくい．

⑤ 併用禁忌ではないが，チンキ製剤はアルコールを含有するため注意が必要である．

その他はすべて併用禁忌である．

第3問 正解② 2章-1 ❸『睡眠薬としても使われるその他の薬剤も知っておこう』を参照．

第4問 ① 睡眠薬服用後就寝までに時間が空くと，ふらつきや筋弛緩作用により転倒の危険性がある．また健忘を起こすこともある．そのため睡眠薬服用後は就寝していただく．就寝前の服用に手間を感じている場合，水なしですぐ服用できる口腔内崩壊錠を選択するなど工夫してあげるとよい．

② 離脱，反跳性の不眠を起こす可能性があるため急に止めないよう十分説明する．ご本人と相談しながら段階的に減らしていく．

③ 運転に従事する場合，睡眠薬は使用できない．メラトニン製剤は選択しやすい．

④ 習慣性，依存により，薬剤を集めている可能性がある．十分問診を行っ

ていく必要がある．

第5問 正解③

超短時間作用型で翌日への持ち越しは血中濃度が極端に上昇してしまうような薬物相互作用などがない限りは考えにくい．しかし，異常行動頻度が少ないとは言えず①，②，④のような症状を患者から聴取した場合は他の睡眠薬，特に異常行動の出にくい抗うつ薬，抗精神病薬の少量へ置換するべきである．

第6問 正解①

フルニトラゼパム（ロヒプノール®，サイレース®）の呼吸抑制は注射剤だけではなく内服でも無視できるものではなく，慢性呼吸器疾患に，特に閉塞性病態には使用を注意する必要がある．さらにベンゾジアゼピン系薬剤は全般的にそうであるが，筋弛緩作用により上気道が閉塞しやすく，夜間のいびきや睡眠時無呼吸の増悪につながる場合もある．メラトニン受容体作動薬，抗精神病薬，抗うつ薬で呼吸抑制が生じる可能性は低い．

第7問 正解④

① ○ ゾピクロン（アモバン®）ほど強くはないが，エスゾピクロン（ルネスタ®）には苦味がある．

② ○ レボメプロマジン（ヒルナミン®，レボトミン®）は抗精神病薬の1つであり，アドレナリンα1受容体遮断作用があり血圧低下には注意するべきである．

③ ○ ヒドロキシジン（アタラックス®，アタラックス® P）は注射剤があり，外科手術後の不眠などに頻用されているが，せん妄を惹起しやすい薬剤であることは知っておくべきである．

④ × 抑肝散に含まれる甘草（カンゾウ）は偽性アルドステロン症の原因となり低カリウム血症から浮腫を生じることが稀ではなく投薬前の血清カリウム値の確認は欠かせない．

第3章

処方の仕方
～こんな不眠への処方は？

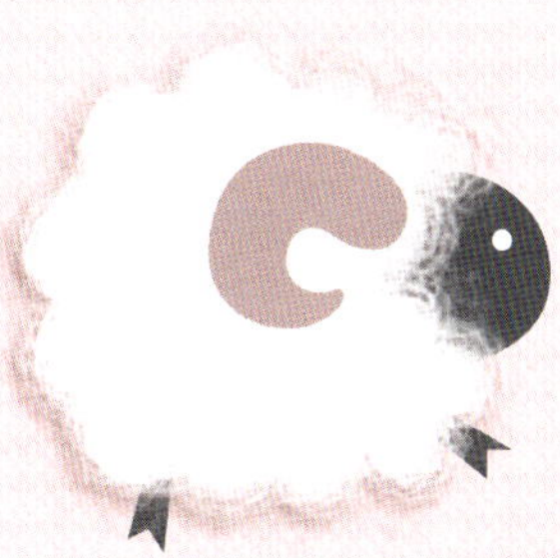

1 不眠のタイプで使い分け ～基本的な処方

症例

症例1：39歳　男性．主訴　入眠困難

高脂血症にて通院中．最近，なかなか入眠できない．午前7時に起床し，午前0時に就寝するが，午前1～2時頃まで眠れない．職場でのストレスはあるが，それほど辛いわけではない．休日は夜更かし気味になり，午前3時ころに就寝し，午前10時頃に起床する．

症例2：45歳　男性．主訴　中途覚醒

入眠はそれほど悪くないが，夜中に目が覚めてしまうと仕事のことを考えてしまい，なかなか眠れない．

症例3：62歳　女性．主訴　入眠困難，中途覚醒，熟眠感欠如

以前から入眠にも時間がかかるが，最近，夜中に2～3回覚醒し，熟眠感がない．

1 こんな場合の処方は？

入眠困難の場合（症例1）

処方例1
ゾルピデム（マイスリー®）5 mg錠　1回1～2錠　1日1回　就寝前

処方例2
エスゾピクロン（ルネスタ®）1 mg錠　1回2～3錠　1日1回　就寝前

中途覚醒の場合（症例2）

処方例1
エスゾピクロン（ルネスタ®）1 mg錠　1回2～3錠　1日1回　就寝前

処方例2
ゾルピデム（マイスリー®）5 mg錠　1回1錠　1日1回　中途覚醒時

入眠困難＋中途覚醒や熟眠感欠如（症例3）

処方例1
エスゾピクロン（ルネスタ®）1 mg錠　1回2～3錠　1日1回　就寝前

処方例2
ゾルピデム（マイスリー®）5 mg錠　1回1～2錠　1日1回　就寝前

2 この処方の根拠は？

■不眠のタイプ

不眠のタイプには，睡眠初期に生じ寝付きの悪くなる「入眠困難」，一度，睡眠には入るものの睡眠の中途で覚醒が生じてしまう睡眠中期の「睡眠維持障害（中途覚醒）」，自分が望んでいる時期より早く覚醒してしまう睡眠後期に生じる「早朝覚醒」，「眠った感じがしない」「睡眠をとっても身体の疲れの回復を感じない」という「熟眠感欠如」の4つがあります．この不眠のタイプによって不眠の原因となる要因が異なり，また，治療ストラテジーも異なるため，不眠のタイプを把握することは重要です．

■タイプ別の睡眠薬選択

睡眠薬の選択では，不眠のタイプに合った作用時間をもつ睡眠薬を選択します（1章-4表参照）．入眠困難の場合には，ゾルピデムなどの超短時間作用型あるいは短時間作用型の睡眠薬を選択します．ただし，入眠に2～3時間かかるような入眠困難の患者では超短時間作用型あるいは短時間作用型の睡眠薬だと，入眠までに睡眠薬の効果がなくなる場合があります．こうした場合にはより作用時間の長い短時間作用型あるいは中時間作用型の睡眠薬を使用します．

中途覚醒や熟眠感欠如を伴う場合には，基本的には作用時間から中時間作用型の睡眠薬を使いますが，短時間作用型の睡眠薬でも効果が得られることも多いので，使い慣れた短時間作用型の睡眠薬で効果をみて中時間作用型の睡眠薬に変更しても構いません．また，就寝時ではなく中途覚醒した際に，超短時間作用型のゾルピデムを少量服用させる方法もあります．早朝覚醒では，まず，うつ病をチェックし，うつ病があるなら，睡眠薬とともに抗うつ薬を処方します．睡眠薬の処方の基本は中時間・長時間作用型ですが，長時間作用型の睡眠薬では蓄積作用があるので，注意が必要です．

3 生活習慣のチェック

就寝・起床時刻を含む生活習慣のチェックも重要です．例えば，入眠困難の場合，帰宅時間が遅いことが入眠困難の原因になっていることもあります．例えば午前1時に就寝しようとしても，午前0時に帰宅しているのであれば，帰宅後にすぐにリラックスはできないので，入眠が難しいのは当然です．中途覚醒ではアルコール（3章-11参照），中途覚醒や熟睡感欠如では睡眠時無呼吸症候群（5章-8参照）に注意が必要です．また，高齢者では午後8時など早く就寝しているために，夜中の中途覚醒や早朝覚醒を訴えられる場合もあります．

御法度

不眠のタイプにかかわらず，使い慣れた睡眠薬を処方するのは御法度！

睡眠薬の処方選択の基本は不眠のタイプと作用時間です．中途覚醒や早朝覚醒であれば，中時間作用型の睡眠薬を選択するなど，不眠のタイプと睡眠薬の薬物動態を考慮して睡眠薬を処方しましょう．

参考文献

1）谷口充孝：不眠のタイプから考える睡眠薬の使い方．ねむりと医療，2：62-66，2009

〈谷口充孝〉

2 睡眠薬が効かない患者

症例

40歳　男性

半年前から生活上の強いストレスを原因とする不眠症のために，近医を受診して睡眠薬の処方を受けていた．当初はゾルピデム（マイスリー®）5 mgにてよく眠れていたが，徐々に中途覚醒が増え，アルコールを睡眠薬と同時に飲んで床につくことが常態化していた．アルコールの件を診察で話したところ，主治医はアルコールの併用を強く叱責して禁止したうえ，数週間かけてトリアゾラム（ハルシオン®）0.125 mg錠 2錠，フルニトラゼパム（サイレース®）2 mg錠 1錠，クアゼパム（ドラール®）15 mg錠 2錠に処方を増量し，睡眠は確保されるようになった．ところが，数週間で再び中途覚醒が増加しはじめたため，患者はアルコールを再度飲んで眠るようになった．前回強く叱責されたこともあって今回は主治医にアルコールの併用を話せずにいた．さらに2週間程度でアルコールの併用下にも中途覚醒が出現するようになったが，叱責されるのが怖くて主治医に相談できず，睡眠障害外来を初診した．

1 こんな場合の処方は？

①アルコール併用による問題点を説明したうえでアルコールの中止を促し，当面は現在の処方を継続とし，下記を追加処方．

処方例1：追加処方
ロフラゼプ酸エチル（メイラックス®）1 mg錠　1回2錠　1日1回　就寝2時間前

②アルコール併用による問題点を説明したうえでアルコールの中止を促し，現在服用中の睡眠薬の中止も指示し，離脱症状について説明を行ったう

えで下記を処方．

処方例２（適用外）

クロナゼパム（リボトリール®）0.5 mg錠　1回1～2錠　1日1回 就寝2時間前

２ この処方の根拠は？

■不眠の状況を洗いなおす

睡眠薬を処方しても効かない場合，まず不眠の状況を洗いなおすことが必要です．①（**不眠の確認**）まず，日常生活への影響を評価し，本当に睡眠薬が必要な状態かどうか判断します．日常生活に全く問題がなければ，睡眠薬が必要な状態ではありません．②（**睡眠薬服用方法の確認**）ついで，“睡眠薬の服用数時間前から能動的な活動は少なめにし，睡眠薬は服用したらすぐ床につく”，という正しい睡眠薬の使用が行われているかどうか確認します．③（**アルコールとOTCの睡眠薬**）不眠で睡眠薬が効かないとの訴えがある場合，患者さんの多くがとる行動はアルコールやOTCの追加連用であり，必ず確認が必要です．ここに掲げた症例のように，不眠時のアルコールやOTCの連用は多剤併用につながり，また一旦多剤併用に陥ってしまうと離脱はかなり困難であるため，アルコール連用に対しては早期に対処する必要があります．これらの問題点が大きくない場合に，睡眠中枢が正常に機能しない（脳機能低下やリズム障害など）か，睡眠が常に妨害されている（精神疾患や睡眠障害による）か，薬物が期待される効果を発揮しない（薬物代謝の亢進や耐性の獲得）などの原因を考えていきます．

■多剤併用をどうするか

ここでは症例として多剤併用に陥りそうな例をあげました．しかし，このような場合，全薬剤を中止することの適否については研究がなされていません．

①指示を守らない患者に対し，主治医に求められる説明責任と処方についての責任．

②全薬剤中止による離脱症状や精神症状出現の危険性．

③薬剤の強制的な中止によりドクターショッピングが起こる危険性．

など，医療倫理を含めた多くの問題があるため，現状では医療現場で各症例を観察し対応を決定せざるをえないでしょう．

■処方の根拠

処方例の投与量ではアルコール中止による不眠を改善することは到底期待できませんが，この状況で最も重要なことはアルコール依存への移行の防止です．処方例は，断酒で出現する事象を少しでも緩和する目的で長半減期のベンゾジアゼピン系薬剤を投与するものです．

御法度

不眠の性状を確認せずに，不眠に対し一律に同じ睡眠薬を処方するのは御法度！

本症例での多剤併用の原因の１つは，「不安の強い症例にゾルピデム（マイスリー®）を処方した」ことです．本剤は催眠鎮静作用をもちますが抗不安作用はなく，また，超短時間作用型なので，薬効消失時点での覚醒反応に注意が必要です．

参考文献

1）中島 亨：すでに睡眠薬が処方されているのに効かない場合，追加処方してよいですか？ レジデントノート，13：1220-1224，2011

〈中島　亨〉

3 睡眠薬の依存を心配する患者

症例

70歳　男性

既往歴：特になし．

人　柄：まじめで何事にも几帳面な性格である．

現病歴：大学卒業後，会社役員などを経てときどき会社に顔を出す程度の仕事を継続している．内科，耳鼻科の病気なども医師から薬が処方されるとインターネットで添付文書などを調べたりするが物静かな応対の方である．60代の頃より，ふっと眠れなくなることがあり，明日の仕事のことなど考えたりしているうちにますます入眠できなくなることがあるため，かかりつけ医から睡眠薬を処方してもらっていた．旅行など，自宅から離れたところで宿泊した際は，不眠を自覚することはなかった．中途覚醒についてはあまり自覚はなかった．1種類の睡眠薬だけ服用すると，量が多くなり，睡眠薬依存になるのではないかと心配され，3種類を少量交互に服用していた．しかし，次第に入眠困難が強まり，かかりつけ医から精神科受診を勧められ，当院受診となる．小柄で肥満は認められない．ハルシオン®，アモバン®，レンドルミン®の3種類を交互に服用していた．

1 こんな場合の処方は？

睡眠薬は，1種類にして，同じ睡眠薬を服用するように指導しました．

処方例1

ゾピクロン（アモバン®）7.5 mg錠　1回0.5～1錠　1日1回　就寝前

あるいは

エスゾピクロン（ルネスタ®）1 mg錠　1回1錠　1日1回　就寝前

処方例2

ロラゼパム（ワイパックス®）0.5 mg錠　1回1錠　1日1回　夕食後
ゾルピデム（マイスリー®）5 mg錠　1回0.5～1錠　1日1回　就寝前

2 この処方の根拠は？

入眠困難が主体であるので，超短時間あるいは短時間型の睡眠薬の処方の適応となります．そうすると，現在市販されているのは，ベンゾジアピン系のトリアゾラム（ハルシオン®），ブロチゾラム（レンドルミン®），リルマザホン（リスミー®），ロルメタゼパム（エバミール®）か，あるいは非ベンゾジアピン系のゾルピデム，ゾピクロン，エスゾピクロン，メラトニン受容体作動薬のラメルテオン（ロゼレム®）となります．なお，年齢を考慮していくと，70歳の高齢であり，**筋弛緩作用（ふらつき，転倒）の少ない非ベンゾジアピン系の薬剤か，メラトニン受容体作動薬**のいずれかが適当ではないでしょうか．ついで背景となる基礎疾患は何か，あるいはその不眠の原因は何か，を考えます．几帳面な人柄で，睡眠薬の依存を恐れながら，でも眠れないことにこだわり，葛藤状況が生じています．背景に精神疾患は認められず，身体的にも問題となるような心疾患，呼吸器疾患はありません．このようなことから精神生理性不眠[1]と診断されます．

そこで，多少**抗不安作用**もあるゾピクロンの処方を考え，今まで服用していたこともあり第1処方薬としました．それでも，入眠困難が継続するようであれば，これまで服用したことのないゾルピデムの処方を検討します．その際，抗不安作用はないので向精神薬ロラゼパムを併用する予定でした．

相互作用による副作用の増強，効果の判定が困難になる，などの理由から，種類はできるだけ少ない方がよいでしょう．

ゾピクロンで徐々に入眠が促進されるようになり，それでもうまくいかないときは座禅を組み，ゾピクロンも自ら徐々に減量していました．

薬物療法だけに頼ることは御法度！

睡眠薬だけではなく，睡眠衛生[1]や日中の光環境の整備，夕方の軽い運動なども有用です．最近では認知行動療法[2]も慢性不眠の治療に有効とされています．

参考文献

1）坂本哲郎：精神生理性不眠．『不眠症と睡眠障害―睡眠障害の病態と治療の最前線（上）／新精神科選書』（菱川泰夫，他／著），p96-105，診療新社，1999

2）Morin CM, et al : Cognitive-behavior therapy, singly and combined with medication, for persistent insomnia : acute and maintenance therapeutic effects. JAMA, 301 : 2005-2015, 2009

〈香坂雅子〉

4 高齢の患者

症例

70歳　女性

既往歴は特になし．半年前に引越しをしたことを契機に，寝付きが悪くなり眠りも浅くなった．夜眠れない分，昼寝をするようになり，かつてのような睡眠を取り戻したいとの希望で来院した．

1 こんな場合の処方は？

処方例1
ゾルピデム（マイスリー®）5 mg錠　1回1錠　1日1回　就寝前

処方例2
エスゾピクロン（ルネスタ®）1 mg錠　1回1～2錠　1日1回　就寝前

処方例3
ラメルテオン（ロゼレム®）8 mg錠　1回1錠　1日1回　就寝前

2 この処方の根拠は？

加齢に伴うさまざまな睡眠の生理的変化に伴い，高齢者では不眠になりやすくなります．

非ベンゾジアゼピン系睡眠薬あるいはベンゾジアゼピン系睡眠薬を不眠のタイプ（入眠困難には超短時間・短時間作用型，中途覚醒には短時間・中時間作用型）に応じて使用するのが通常ですが，非ベンゾジアゼピン系睡眠薬やベンゾジアゼピン系薬剤では，せん妄，過鎮静，筋弛緩作用（ふらつき，転倒），前向性健忘，呼吸抑制などの**副作用が高齢者では出現しや**

すくなるため，このような薬剤を避けるか，使用する場合でも**筋弛緩作用の弱い非ベンゾジアゼピン系睡眠薬（ゾルピデム，エスゾピクロン）**を少量使用する程度に留める方が安全です．また，薬物療法だけで対処するのではなく，非薬物療法を行う（組み合わせる）ことが最も重要です．

高齢者の不眠の非薬物的介入で重要になるのは，さまざまな加齢に伴う睡眠の変化（睡眠時間の短縮や睡眠の質的低下，睡眠覚醒リズムが前進することなど）を踏まえた目標設定を患者さんときちんと話し合い，共有することです．かつての若い頃のような睡眠を求めて，睡眠薬を求めるような患者さんには特に注意が必要であり，加齢に伴う睡眠の変化についてきちんと説明することが重要です．つまり，**"完璧な睡眠を目指すのではなく年相応のほどほどの睡眠を目指す"**ことが重要です．

ラメルテオンはメラトニン受容体作動薬であり，筋弛緩作用などの副作用がなく，高齢者のようにメラトニンの生理的産生量の少ない場合に効果が得られやすいためあげました．

そのほかの薬剤としては，クエチアピン（セロクエル®）はせん妄や認知症に伴う行動障害や精神症状として不眠を生じている患者などで使用することが多い新規の抗精神病薬ですが，催眠作用も強く，筋弛緩作用もないことや，錐体外路症状も出にくいことから（非）ベンゾジアゼピン系薬剤に代わる薬剤としては使用しやすいもののひとつです．ただし，α1アドレナリン阻害作用があるため，起立性低血圧（ふらつき）には注意が必要です．また糖尿病患者には禁忌です．

同様に，抗うつ薬であるトラゾドン（デジレル®，レスリン®）も催眠作用が強く，筋弛緩作用もないことから使用・併用の選択肢としてあげられる薬剤です．

御法度

- **薬物療法のみで解決しようとすることは御法度！**
- **「かつての睡眠を取り戻したい」という患者の希望に沿って，やみくもに薬剤を増量することは御法度！**

〈武井宣之〉

5 妊婦，授乳中の患者

症例

26歳　女性

既婚．長期不眠の加療の目的でトリアゾラム（ハルシオン®）0.25 mg，エスタゾラム（ユーロジン®）2 mgを就寝前に，ロラゼパム（ワイパックス®）0.5 mgを夕食後に連用していた．月経が2週間遅れたため，市販の妊娠検査薬で検査したところ妊娠反応が陽性となった．患者は胎児への服用薬物の影響を心配し，自分ですべての薬剤を中止したが，中止翌日から全く眠れず，不安感も出現したため，緊急に主治医を受診した．

1 こんな場合の処方は？

①現在と少しでも同様の治療効果を期待したうえで，使用薬物の単剤化も目的とし，トリアゾラムとエスタゾラムを中止し，下記を夕食後単回から夕食後と就寝前2回に服用方法を変更して継続処方．

処方例1
ロラゼパム（ワイパックス®）0.5 mg錠　1回1錠　1日2回　夕食後就寝前

②不眠にはこれまで通りの効果は期待できないが，服薬中止による不安など離脱症状の防止を新しい治療目標とすることを説明したうえで，現在服用している薬剤をすべて中止し，新たに下記を処方．

処方例2
クロナゼパム（リボトリール®）0.5 mg錠　1回1錠　1日1回　夕食後

2 この処方の根拠は？

■妊娠中の不眠に対する治療

妊娠と不眠およびその治療の関係については，①長期不眠が妊娠の開始および維持に与える影響，②不眠症治療薬物の胎児その他への影響，の双方を正当に評価して適切な治療戦略を見出す必要があります．ところが，現在行われている研究は薬物の影響がほぼすべてで，不眠の妊娠への影響は研究が少ないため，論文やEBMのみを当てにすると妊娠中の薬物療法はすべてよくないとの結論になりがちです．しかし，一般に心的ストレスは視床下部－下垂体－性腺系に容易に影響して無月経や排卵異常をきたすことが知られ[1)]，実際に不眠症罹患と早産のリスク上昇が関連するとの報告もあります[2)]ので，現状では妊娠中の不眠の加療は薬物療法も含め臨床現場で患者と相談して決定するのが現実的です．

■催奇形性に注意

妊娠初期では催奇形性に注意します．一般に催奇形性のリスクは，①投薬量が多いほど，②多剤になるほど，③妊娠15週未満－特に妊娠8～12週時の投薬が，高いとされます．しかし，無投薬の状態でも2%程度の奇形発生があるため，個別事例での因果関係の証明は特殊な場合を除き困難です．

服薬内容については，リチウム，抗けいれん薬＞ベンゾジアゼピン系薬剤＞抗うつ薬，抗精神病薬の順に催奇形性が高い[3)]と考えます．なお，米国内の承認薬物には米国食品医薬品局（FDA）の評価があります（表）が，上記原則のうえでの参考程度にした方がよいでしょう．

■処方の根拠

本症例では単剤化を目的とした処方を行いました．いずれの処方例も離脱症状の防止を主目的としていますが，処方例1では睡眠薬中止による不眠への対処を目的に，処方例2では離脱症状の防止のみを目的としています．ほか，**妊娠中期～後期では投薬による新生児に対する毒性，離脱症状，新生児仮死，黄疸などに注意**[4)]します．また，出産後に薬剤を母体に投与する場合，**ごく微量ですが母乳から乳児に薬剤が移行する**ため，母乳での育児を禁止します．

表●米国食品医薬品局の妊娠危険度分類基準（睡眠関連の薬物を右側に記載）

ランク	危険度	本邦発売の薬剤
A	ヒト（妊婦）対照試験で，危険性が見出されない．	
B	ヒト（妊婦）で，危険を示す証拠がない．	
C	危険性が否定できない．	●ゾルピデム（マイスリー®），●エスゾピクロン（ルネスタ®），●ゾピクロン（アモバン®），●ミルタザピン（レメロン®・リフレックス®），●トラゾドン（レスリン®・デジレル®），●クロルプロマジン（コントミン®），●クエチアピン（セロクエル®），●ガバペンチン（ガバペン®），●アモバルビタール（イソミタール®），●抱水クロラール（エスクレ®坐剤）
D	危険性を示す証拠がある．	●クロナゼパム（リボトリール®），●ニトラゼパム（ベンザリン®），●アミトリプチリン（トリプタノール），●カルバマゼピン（テグレトール®），●バルプロ酸ナトリウム（デパケン®），●フェノバルビタール（フェノバール®），●ペントバルビタール（ラボナ®）
X	妊婦に対し禁忌である．	●フルラゼパム（ベノジール®・ダルメート®），●エスタゾラム（ユーロジン®），●トリアゾラム（ハルシオン®），●クアゼパム（ドラール®）
未評価	●リルマザホン（リスミー®），●ロルメタゼパム（エバミール®・ロラメット®），●ニメタゼパム（エリミン®），●ハロキサゾラム（ソメリン®），●エチゾラム（デパス®），●ミアンセリン（テトラミド®），●ブロモバレリル尿素（ブロバリン®），●レボメプロマジン（ヒルナミン®・レボトミン®），●トリクロホス（トリクロリール®）	

御法度

FDAの分類基準を盲信することは御法度！

例えば，①危険性が高くとも確実に有効な薬剤の少量投与と，②安全だが有効性が疑問な薬剤の多量投与，の安全性の比較などは検討されていません．また，投薬内容，投薬量，多剤併用，投薬の時期について記述しましたが，このうちどの要素が奇形発生に最も寄与するかも明らかになっていません．さらには記載内容に一部疑問の残る部分もあるため，今後エキスパートの評価などにより内容のさらなる洗練が必要とも思われるためです．

参考文献

1）水沼英樹：ストレスと生殖機能．HORMONE FRONTIER，15：105-111，2008
2）Okun ML, et al : Poor sleep quality is associated with preterm birth. Sleep, 34 : 1493-1498, 2011
3）Howland RH : Prescribing psychotropic medications during pregnancy and lactation : principles and guidelines. J Psychosoc Nurs Ment Health Serv, 47 : 19-23, 2009
4）独立行政法人医薬品医療機器総合機構：DSU（医薬品安全対策情報）No193，日本製薬団体連合会，2010

〈中島　亨〉

6 筋力低下など転倒・転落のリスクのある患者

症例

74歳　男性

既往歴：56歳時に脳挫傷（躁状態の際に酔って歩行中に転倒），大腸ポリープ．

現病歴：明朗快活な人柄で読書家である．50代のころに，うつ状態で発症．ついで，躁状態が反復性に出現する．診断は，双極性障害である．10年ぶりに抑うつ的となり当院に入院．睡眠薬は外来からの処方であるフルニトラゼパム（ロヒプノール®）を中止し，ゾピクロン（アモバン®）7.5 mgに変更．その後不眠が増強し，苦悶感も強まったためロヒプノール®を再開し，抗うつ薬を変更．入院後，4週ほどで，多弁，朗らかとなり精神的にはやや高揚しているものの概ね安定していた．ある日夜間せん妄が発現したが，抗コリン薬によるものと考え中止し，一過性で改善した．その1週間ほど後に，夜間排尿後，自室ベッドに戻ったところふらつき，尻もちをつく形で転倒．左大腿骨頸部を骨折．翌朝，総合病院整形外科に転院した．なお，血液検査でHb 9.8 g/dLと軽度の貧血を認めた．

1 こんな場合の処方は？

処方例1

ゾピクロン（アモバン®）7.5 mg錠　1回0.5〜1錠　1日1回　就寝前

クエチアピン（セロクエル®）25 mg錠　1回1錠　1日1回　就寝前

処方例2

ラメルテオン（ロゼレム®）8 mg錠　1回1錠　1日1回　就寝前

クエチアピン（セロクエル®）25 mg錠　1回1錠　1日1回　就寝前

2 この処方の根拠は？

夜間せん妄がなければ，一般的にこのような高齢者の場合，**ふらつきの少ない非ベンゾジアゼピン系の睡眠薬**を採用します．しかし睡眠薬の副作用としては，筋弛緩作用だけではなく，平衡維持機能への影響も見逃せません．ベンゾジアゼピン系および非ベンゾジアゼピン系薬剤の作用する $GABA_A$ 受容体の α_1 サブユニットは全脳に広く分布していることが知られており（2章-1参照），筋弛緩作用は目立たなくともこのような**非ベンゾジアゼピン系薬剤では小脳性のふらつきが出る可能性も指摘されています**[1]．

筋弛緩作用の少ない睡眠薬としては，ゾルピデム（マイスリー®）がよく使用されますが，抗不安作用が乏しい薬剤です．本症例のような精神症状あるいは不安が心配される場合には抗不安作用のあるゾピクロンの方がより有効でしょう．ただし，筋弛緩作用が少ないとしても**睡眠薬服用により骨折のリスクは増加**しますので過信は禁物です[2]．なお，少量であれば，睡眠効果もあり，不安の軽減がはかれるため，精神症状を伴う高齢者で抗精神病薬クエチアピンが有効なこともあります．ラメルテオンは筋弛緩作用がなく，安全性の高い睡眠薬と言えますが，入眠を誘発する作用としては既存の睡眠薬ほど強くないかもしれません．

御法度

筋力低下などのリスクのある患者に，筋弛緩作用の強い睡眠薬を処方するのは御法度！

この症例の転倒時の状況を確認すると，高齢，筋弛緩作用の強いベンゾジアゼピン系睡眠薬であるロヒプノール® の服用，夜間の排尿，暗い環境下でのベッドへの移動，身体症状としての軽度の貧血など，転倒のリスクが高まる条件[3] が重なっていたと言えます．軽躁状態という精神症状に注意が払われすぎていたのが問題です．このような転倒，転落のリスクのある患者へのベンゾジアゼピン系睡眠薬はやはり中止すべきでしょう．

また，夜間せん妄はベンゾジアゼピン系睡眠薬が誘因となって引き起こされることもありますし，非ベンゾジアゼピン系睡眠薬でも不安が軽減されない場合はせん妄が出現することもあります.

高齢者では，複数の医療機関を受診して薬剤が重複したり，用途の意味は異なっても同じベンゾジアゼピン系薬剤が処方されていることがあります．このようなことを予防するには，通院中の医療機関の聞き取りと「おくすり手帳」の確認です．持参される患者も多く，必ず確認しましょう.

3 その後の経過

毎日の筋力トレーニングをしながら，午前中の光療法をゾピクロンに併用．また，夜間頻尿があるため，足元灯の点灯と，ベッドサイドでの尿瓶の使用をしばらく行いました．無事自宅へ退院し，外来にも単独で受診しています.

参考文献

1）小曽根基裕，他：高齢者睡眠障害の薬物療法―転倒予防の観点から―．老年精神医学，20：125-132，2009
2）Wang PS, et al : Zolpidem use and hip fractures in older peaple. J Am Geriatr Soc, 49 : 1685-1690, 2001
3）小曽根基裕，他：Ⅲ.睡眠薬の使い方　7.副作用を知っておくと名医になれる　e.ふらつき，転倒．『睡眠薬プラクティカルガイド』（石郷岡 純/編），p148-157，中外医学社，2012

〈香坂雅子〉

7 肝障害，腎障害，緑内障を伴う患者

症例

65歳　女性．肝障害

30代に輸血歴あり．55歳から肝硬変の診断で治療中である．最近夫の退職を契機に生活スタイルの変化があり入眠に時間がかかるようになった．そのため，定期診察時に睡眠薬内服を希望された．

意識は清明．手掌紅斑，クモ状血管腫を認める．腹水・下肢の浮腫は認めず．WBC 4,560/μL，RBC 320 × 10^4/μL，Hb 10.7 g/dL，Ht 31.0%，Plt 71 × 10^3/μL，TP 6.3 g/dL，Alb 2.7 g/dL，T-Bil 0.8 g/dL，AST 72 IU/L，ALT 49 IU/L，空腹時血糖値 110 mg/dL，総コレステロール 93 mg/dL，TG 112 mg/dL，BUN 27.1 mg/dL，Cre 0.9 mg/dL，血液アンモニア値 64 μg/dL，AFP 46.3 ng/mL，HCV抗体陽性

1 こんな場合の処方は？

処方例1

ロルメタゼパム（ロラメット®，エバミール®）1 mg錠　1回0.5～1錠　1日1回　就寝前

処方例2

ロラゼパム（ワイパックス®）0.5 mg錠　1回0.5～1錠　1日1回　就寝前

2 この処方の根拠は？

10年来の肝硬変の治療歴があり，血液データ上AST，ALTの上昇，Albの低下など肝機能障害を認めます．

肝での薬物代謝は第Ⅰ相と第Ⅱ相反応に分けられます．第Ⅰ相反応には，主に肝の薬物代謝酵素であるチトクロームP450（CYPs）が関与し，薬物の不活性化を行います．第Ⅱ相反応の主な役割はグルクロン酸などによる抱合反応により尿中や便中に排泄することです．ベンゾジアゼピン系の代謝の多くはCYP3A4が関与しており，肝障害患者ではCYP3A4は活性が低下することがわかっています．このため，CYP3A4により代謝される薬剤は避ける方がよいでしょう．CYPsの関与を受けず直接グルクロン酸抱合を受けて代謝されるため，**肝障害による影響を受けにくいロルメタゼパムやロラゼパム**を少量から使用する方が安全です．

御法度

CYPsの影響を受けないとしても肝障害の患者に通常量（またはそれ以上）を使用することは御法度！

CYPsにより代謝される薬剤を避けるのはもちろんですが，肝障害がある場合は，肝代謝ではなくても用量を下げて使用した方が無難です．

症例

75歳　男性．腎障害

もともと高血圧のため近医で加療中であった．半年前の採血では血清Cre 1.2 mg/dLであった．1週間前から発熱と下痢のため，5 kgの体重減少と，食欲不振，倦怠感がみられたため救急センター受診．採血にて血清Cre 5.0 mg/dLと上昇を認め，緊急入院となり輸液が開始となった．輸液と利尿薬により，次第に利尿がつき，入院1週間後には血清Cre 2.5 mg/dLまで改善してきていた．看護師よりここ数日，入眠困難があるとの報告があり，患者からも睡眠改善の希望があった．

3 こんな場合の処方は？

ゾピクロン（アモバン®）7.5 mg錠　1回0.5錠　1日1回　就寝前

4 この処方の根拠は？

薬剤には主に肝での代謝に依存している脂溶性薬剤と，主に腎での代謝に依存している脂溶性の低い薬剤とがあります．脂溶性薬剤は体外への排泄性を高めるために主に肝で水溶性の高い物質に変換され（第Ⅰ相反応，第Ⅱ相反応），薬理活性も弱められてから，尿（腎）および胆汁（肝）から排泄されます．一方，**脂溶性の低い薬剤はそのままの形態で主に腎から尿に排泄されて腎機能障害の影響を受けやすい**ため，これらの薬剤の使用はなるべく避けるべきです．ただし，ベンゾジアゼピン系薬剤を含む多くの向精神薬（睡眠薬）は脂溶性が高い薬剤です．

腎障害時には血漿蛋白量，蛋白結合率，分布容積などが変化するため，個々の薬剤の特徴にあわせ投与量，間隔を調整する必要があります．一般的には，ゾピクロンなどの短時間作用型や中時間作用型の非ベンゾジアゼピン系睡眠薬やベンゾジアゼピン系睡眠薬を通常量の1/2～1/3から開始する方が安全です．

御法度

腎障害の患者に長時間作用型の薬剤を通常量（またはそれ以上）で使用することは御法度！

腎排泄遅延により，薬剤の蓄積からの持ち越し作用が懸念されるため．

症例

41歳　女性．緑内障

今朝から頭痛，嘔吐があり，かかりつけの内科を受診した．診察上，その他の症状として今朝から急激に始まった，右眼の眼痛，かすみ目を認めた．既往と

して不眠症があり，以前からブロチゾラム（レンドルミン®）0.25 mg　1日1回　眠前に処方中であった．

5 こんな場合の対応は？

ブロチゾラムを中止し，眼科コンサルトします．

6 この対応の根拠は？

急性の緑内障発作が疑われる症例です．開放隅角緑内障では問題となりませんが，閉塞隅角緑内障では，瞳孔を広げる薬剤は悪化させる危険性があります．実際には，ベンゾジアゼピン系薬剤が直接原因となることはほとんどなく，ブロチゾラムが眼症状の原因とは考えにくいですが，念のため中止し眼科にコンサルトする方が無難です．

向精神薬の場合は，**抗コリン作用が問題**となり，三環系抗うつ薬などがそうです．また，ベンゾジアゼピン系や非ベンゾジアゼピン系は弱い抗コリン作用が閉塞隅角緑内障を悪化させるとされており，本邦では禁忌となっているため中止，変更することが望ましいです．また，これらの内服中に眼痛，かすみ目，頭痛，嘔気，などの症状がみられた場合は眼科コンサルトをする方がよいでしょう．

〈武井宣之〉

8 かゆみや痛みで眠れない患者

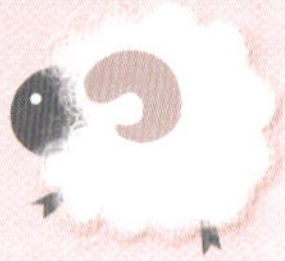

症例

症例1：24歳　男性　大学院生　アトピー性皮膚炎

もともと，アトピー性皮膚炎の既往があったが，大学院入学後にアトピー性皮膚炎が悪化．通院中の皮膚科から処方された抗ヒスタミン薬を服用しても瘙痒感で眠れず，ようやく午前4～5時になって入眠する．睡眠がとれないため，朝はなかなか起床することができず，授業の遅刻や欠席が増えている．

症例2：72歳　女性　関節リウマチ

両足の足関節の疼痛が1日中続き，この疼痛で入眠困難や中途覚醒を生じ，熟睡できない．睡眠時間は3～4時間程度で倦怠感が強く，昼間も臥床していることが多い．もう少し睡眠がとれれば，疼痛は軽減するはずなので，何とか眠れるようにして欲しい．

1 こんな場合の処方は？

症例1への処方例

ゾピクロン（アモバン®）7.5 mg錠　1回1錠　1日1回　就寝前
ヒドロキシジン（アタラックス®）25 mg錠　1回1錠　1日1回　就寝前

症例2への処方例

ゾピクロン（アモバン®）7.5 mg錠　1回1錠　1日1回　就寝前
プレガバリン（リリカ®）25 mg錠　1回1～2錠　1日2回　朝，就寝前

2 この処方の根拠は？

瘙痒や疼痛で長時間にわたって眠れない場合，ゾルピデム（マイスリー®）など超短時間作用型の睡眠薬では入眠までに薬剤の効果が消失してしまって，効果が得られない場合もあるので，短時間作用型のゾピクロン，エスゾピクロン（ルネスタ®）を処方します．

ヒドロキシジンのような抗ヒスタミン薬は抗瘙痒作用と鎮静作用をもつため，症例1のような瘙痒やアレルギーの患者さんではよく使われますが，**抗ヒスタミン薬の催眠作用は耐性を生じやすく，また，持ち越し作用による日中の眠気や倦怠感につながる場合もあるので注意が必要です．**また，アトピー性皮膚炎の患者では睡眠覚醒リズムが後退している場合も多く，こうした場合にはラメルテオン（ロゼレム®）が有効な場合もあります．その場合は睡眠覚醒リズムの前進作用が期待できる入眠4～6時間前に服用時刻を設定し，低用量（0.25～0.5錠）にします．

症例2のように慢性疼痛の患者さんでは，末梢神経障害性疼痛の治療薬であるプレガバリンや慢性疼痛の軽減と鎮静作用をもつ三環系抗うつ薬やセロトニン・ノルアドレナリン再取り込み阻害薬のデュロキセチン（サインバルタ®）の併用を考慮します．なお，プレガバリンには筋弛緩作用があり，睡眠薬と併用する場合には転倒を生じやすくなるため，高齢者では低用量から開始した方がいいでしょう（例えば1日50～100 mg）．

御法度

日中の臥床傾向があっても，不眠の訴えがあれば患者の希望どおり睡眠薬の増量を行うのは御法度！

疼痛や瘙痒感の強い患者では，睡眠中はその苦痛から解放されるので，患者はなるべく長時間熟睡できることを希望します．医師もその望みを叶えてあげたいと思うと，結果として睡眠薬が増えてしまいます．しかしながら，睡眠薬は鎮痛薬と同じで耐性や依存性のある薬剤です．一方，瘙痒や疼痛があると，外出など社会的な行動が困難となり，自宅に閉じこもって臥床傾向となり，睡眠覚醒リズムも乱れ，この結果，夜間の不眠という悪循環に陥りがちです．また，心理的にも自宅に閉じこもると疼痛や瘙痒感に余計にこだわる時間が増え，その悪循環はさらに強化されます．

患者さんには眠れず辛くても規則正しい時間に起床し，睡眠薬の用量を維持したままできるだけ元の日常の生活を送るように粘り強く説得することが，この悪循環から抜け出して不眠を改善するためには必要となります．

参考文献

1）Kelsay K : Management of sleep disturbance associated with atopic dermatitis. J Allergy clin immunol, 118 : 198-201, 2006

2）Lavigne G, et al : Pain and sleep.『Principles and practice of sleep medicine』(Kryger MH, et al ed), p1442-1451, Saunders, 2011

〈谷口充孝〉

9 認知症（BPSD）の患者

症例

75歳　男性

数カ月前より物忘れが目立つようになった．また，「人が部屋を覗いている．猫が通りぬけていく」といった幻視もみられていた．夜間は不眠で「覗かれて腹が立つ」とイライラし，杖を振り回すなどの行動もみられていた．同室で寝ている妻も睡眠不足となり，「夫が夜眠れるように」と希望して病院を受診した．歩行はやや小刻みであり，手関節の歯車様拘縮が認められ手指の軽度振戦も認められる．

1 こんな場合の処方は？

処方例1
クエチアピン（セロクエル®）25 mg 錠　1回0.5～1錠　1日1回就寝前

処方例2：糖尿病などを合併している場合
リスペリドン（リスパダール®）1 mg 錠　1回0.5～1錠　1日1回夕食後あるいは就寝前

2 この処方の根拠は？

幻視などの認知症の行動と心理症状（behavioral and psychological symptoms of dementia：BPSD）がみられる，レビー小体型認知症の症例です．

認知症には，アルツハイマー病，脳血管認知症，レビー小体型認知症などさまざまなものがありますが，その多くは高齢者であり，睡眠構築や睡眠覚醒リズムの変化が多くみられます．そのためせん妄発症のリスクなどに十分注意する必要があります．

まず行うべきは，日中の覚醒を促す非薬物的な介入ですが，認知症治療薬であるコリンエステラーゼ阻害薬（ドネペジル，ガランタミン，リバスチグミン）による中核症状（認知機能障害）への薬物療法はこの助けとなります．また，最近では，BPSDに対して，抑肝散をまず使用することも増えてきています．これらを踏まえても効果が不十分な場合，せん妄発症のリスクとなるベンゾジアゼピン系睡眠薬などはできるだけ使用せず**抗精神病薬を選択**します．この場合，錐体外路症状などの副作用発現が少ない非定型抗精神病薬を使用します．クエチアピンは血中半減期が短く鎮静効果も期待でき，錐体外路症状も少ないことからレビー小体型認知症などパーキンソン症状を伴う認知症をはじめ幅広く使用されています．実際は代謝機能低下による薬効遷延を考慮して少量から開始し，効果と副作用を評価しながら投与量を調整していきます．ただしクエチアピンとオランザピン（ジプレキサ®）は**糖尿病患者への使用は禁忌**であるため，処方前には耐糖能などの確認が必要です．糖尿病の疑いがあれば，血中半減期はやや長いですがリスペリドンなど他の非定型抗精神病薬をやはり規格最小量の半量を目安に開始します．

高齢認知症患者に「短時間作用型のベンゾジアゼピン系薬剤」や「抗コリン作用の強い薬剤」を使用することは御法度！

高齢者認知症では，軽微な身体状態の変化や治療薬剤によりせん妄が誘発されやすいことが知られています（5章-1参照）．したがって，せん妄のリスク因子となるベンゾジアゼピン系睡眠薬〔特にトリアゾラム（ハルシオン®）〕などを単独で使用することはできるだけ避けることが賢明です．また抗コリン作用の強い薬剤〔アミトリプチリン（トリプタノール）などの三環系抗うつ薬，ビペリデン（アキネトン®）などの抗パーキンソン病薬など〕も，せん妄や認知機能障害への影響が懸念されるため使用には注意してください．

抗精神病薬使用にあたっての注意事項

2005年4月に米国食品医薬品局（FDA）により，「高齢認知症患者に対する非定型抗精神病薬に関連した死亡率の上昇」が報告されました．この報告を受けて国内でも厚生労働省は，抗精神病薬の添付文書へこの報告の記載を指示しました．その後，定型および非定型抗精神病薬との比較報告もなされ，この2群では大きな差がないことが示されています[1)]．最近，抗精神病薬間でのこのような死亡率の差についての新たな検討報告がなされました．その報告ではハロペリドール（セレネース®）はリスペリドンの2倍の結果であり，クエチアピンは最も低かったといったものでした[2)]．この報告は参考になる一方で，実際には個々の症例の特徴をしっかり捉えて薬剤選択を行うことがやはり大切です．いずれの薬剤を使用するにしても，丁寧な説明およびリスクとベネフィットを十分考慮した慎重さが求められます．

参考文献

1）Wang PS, et al : Risk of death in elderly users of conventional vs. atypical antipsychotic medications. N Engl J Med, 353 : 2335-2341, 2005
2）Huybrechts KF, et al : Differential risk of death in older residents in nursing homes prescribed specific antipsychotic drugs : population based cohort study. BMJ, 344 : e977, 2012

〈谷向　仁〉

10 精神疾患（うつ・不安）の患者

症例

30歳　女性

元来神経質であり，些細なことで眠れないことがあった．
最近家族が悪性腫瘍と診断され物事が手につかなくなった．同時期より不眠が出現したためかかりつけ医に相談したところ，ゾルピデム（マイスリー®）が処方された．その後，寝付きはやや改善したが，不安はいまだ強く十分な睡眠が得られていない．

1 こんな場合の処方は？

処方例1：入眠困難の場合
ブロチゾラム（レンドルミン®D）0.25 mg錠　1回1錠　1日1回　就寝前

処方例2：中途覚醒がみられる場合
フルニトラゼパム（サイレース®）1 mg錠　1回1～2錠　1日1回　就寝前

処方例3：不安が強い場合
ブロマゼパム（レキソタン®）2 mg錠　1回1～2錠　1日1回　夕食後あるいは就寝前

2 この処方の根拠は？

ベンゾジアゼピン系薬剤は，中枢神経系において抑制性伝達物質であるGABAの受容体の1つである$GABA_A$受容体に作用します．$GABA_A$受容体は複数のサブユニットにより5量体を形成していますが，そのなかのαサブユニットは現在のところ6種が報告されています．このうちα_1は催眠効果，α_2は抗不安・筋弛緩などに関係しています（2章-1参照）．

ゾルピデムはα_1への選択性が比較的高く，筋弛緩作用が少ないのが最大の特徴と言えます．一方従来のベンゾジアゼピン系睡眠薬はこの選択性が低く，α_1，α_2の両方に同等に作用します．したがって不安感が不眠に強く影響しているケースには，α_1選択性の睡眠薬ではなく，**抗不安作用も期待できるベンゾジアゼピン系睡眠薬**の方がより有効となる場合があります（ブロチゾラムやフルニトラゼパムなど）．またベンゾジアゼピン系睡眠薬でも効果が不十分な場合，**ベンゾジアゼピン系抗不安薬の睡眠作用を利用する**ことで良好な睡眠が得られることがあります（ブロマゼパムなど）．

ベンゾジアゼピン系薬剤は，鎮静催眠効果，抗不安効果，筋弛緩効果，抗けいれん効果，（一部抗うつ効果）を併せもち，その各効果の強弱は薬剤によって異なります．したがって各薬剤の特徴と最高血中濃度到達時間（Tmax），血中半減期（T1/2）などを考慮しながら薬剤を選択することが大切です．

御法度

患者の話をあまり聞かずに安易に睡眠薬を処方するのは御法度！

不安が強い不眠の場合，睡眠薬は睡眠確保の補助的役割を担いますが，不安を直接軽減するわけではありません．また患者さんが睡眠確保を過剰に求める場合，「寝ることで嫌なことを考えずにいたい」といった逃避的心理も考慮されるため，薬剤の不適切な使用につながってしまうこともあります．これらのことを十分理解して，まず不安や抑うつなど辛い気持ちをしっかり傾聴することを基本に考えてください．そのうえで，必要に応じ適切に薬剤を選択し使用していくことがより効果的です．

症例

55歳　女性

夫，長女，姑と４人で生活していたが，長女が結婚して独立し現在は夫，姑と３人暮らし．姑は数年前より介護を要する状態である．夫は多忙で姑の介護は完全に妻に任せている．この１カ月ほど気持ちが沈み，趣味のガーデニングも全く行えず気力も減退している．食事量も減り，不眠で熟睡感も全く得られていない．

3 こんな場合の処方は？

処方例１

パロキセチン（パキシル®）10 mg錠　1回1錠　1日1回　夕食後
エスゾピクロン（ルネスタ®）1 mg錠　1回1～2錠　1日1回　就寝前

処方例２

ミルタザピン（リフレックス®，レメロン®）15 mg錠　1回0.5～1錠　1日1回　夕食後あるいは就寝前

処方例３

トラゾドン（レスリン®，デジレル®）25 mg錠　1回1～2錠　1日1回　夕食後あるいは就寝前

4 この処方の根拠は？

うつ病に伴う強い不眠の場合には，使い慣れた抗うつ薬（SNRIやSSRI）とともに抗不安作用をもつベンゾジアゼピン系睡眠薬やエスゾピクロンを使うことが一般的ですが，**鎮静催眠効果が強い抗うつ薬**を利用することでベンゾジアゼピン系睡眠薬などを併用しなくても睡眠を安定させることもできます．

このような場合，ミルタザピンは睡眠効果が強く有効です．またトラゾドンやミアンセリン（テトラミド®）も抗うつ効果と共に睡眠への効果か

ら，臨床現場ではよく使用されます．

御法度

患者の話をあまり聞かずに安易に抗うつ薬を処方するのは御法度！

うつ病患者の診察で最も大切なものは，じっくり患者の話に耳を傾け，受容，支持する医療者の姿勢です．抑うつ症状があるからといって，患者の訴えを丁寧に聞くことなく抗うつ薬を安易に処方することは避けなければなりません．

こんなときには精神科へ紹介を！

強い焦燥や希死念慮を伴う不安や抑うつがみられる場合，あるいは上記の初期対応でも症状の改善がみられない場合には早めに精神科などの専門医にご紹介ください．

〈谷向　仁〉

11 アルコール依存の患者

症例

症例1：45歳　男性，会社経営者

人間ドックで肝障害を指摘されて受診．飲酒は20歳からほぼ毎晩．特に最近は夜になると会社の経営のことなどで不安になり，なかなか入眠することができず，ウイスキーを飲んで眠り，中途で覚醒すると，再度，飲酒して寝る．平日の飲酒量はウイスキー350 mLぐらいだが，休日前にはさらに飲酒量が増える．

症例2：68歳　男性，無職

大腿骨頸部骨折のために入院．毎日焼酎を3合以上飲酒し，家族が止めるように言っても聞かない．入院時の会話や行動に問題はないものの，他院で白内障の手術のために入院した際，眠れず，手指の振戦や常に布団をゴソゴソと触るようになり，時に興奮して大声を上げたことがある．肝機能障害，腎機能障害など身体合併症は特になし．

1 こんな場合の処方は？

症例1の場合

処方例1

ロルメタゼパム（ロラメット®）1 mg錠　1回1～2錠　1日1回　就寝前

処方例2

フルニトラゼパム（ロヒプノール®）1 mg錠　1回1錠　1日1回　就寝前

症例2の場合

処方例1
ゾピクロン（アモバン®）7.5 mg錠　1回1錠　1日1回　就寝前
ジアゼパム（セルシン®）2 mg錠　1回1錠　1日2回　（朝，夕）食後

2 この処方の根拠は？

2例ともアルコール依存の患者さんですが，こうしたアルコール依存の不眠の治療ではいくつかの点で注意が必要です（アルコール依存のスクリーニングについては1章-3**表1**を参照）．

1つ目の注意は，アルコールには催眠作用がありますが，ベンゾジアゼピン系睡眠薬と同様に**飲酒を中止すると反跳性不眠のために強い不眠を生じることです**．こうした反跳性不眠は徐々には改善しますが，かなり長期に渡ります．

2つ目の注意は，アルコールと睡眠薬には相互作用があるので，アルコールと睡眠薬は併用できません．つまり，睡眠薬の服用にあたってはアルコールを止めてもらわなくてはなりません．

3つ目の注意は，アルコール性肝障害の合併です．ロルメタゼパムは直接グルクロン酸抱合がされて代謝物がないので，肝障害のある患者さんでは比較的使いやすい薬剤です（3章-7参照）．なお，アルコール依存の患者さんの不眠は重度な場合が多く，こうした場合には催眠作用の強いフルニトラゼパムなどでないと効果がない場合があります．ただし，その使用にあたっては，肝障害のために最高血中濃度が高くなったり，作用時間の延長が生じ，副作用が生じやすくなるので注意が必要です．

そして，最も注意しないといけないのは，飲酒を中止した場合に生じる振戦せん妄です．症例2では，他院の入院時に生じた不眠や興奮は振戦せん妄と考えられ，今回の入院でもせん妄が生じることは十分考えられます．**振戦せん妄は飲酒を止めて3日目ころから出現**するので，たとえ入院直後に問題がなくても注意が必要です．なお，睡眠薬の処方にあたっては，ゾルピデム（マイスリー®）はせん妄を惹起させる可能性があるので避け，耐性や習慣性が少なく抗不安作用のあるゾピクロン，エスゾピクロン（ル

ネスタ®）を処方します．また，アルコール離脱の症状を軽減させるため，日中には向精神薬であるジアゼパムや肝障害のある場合にはロラゼパム（ワイパックス®）を少量投与し，1～2週間を過ぎて精神症状が安定しているようであれば減量し中止します．

患者の希望どおりに安易に睡眠薬を増量や変更を行うのは御法度！

アルコールと同様に睡眠薬も依存性の薬剤です．アルコール依存の患者では，睡眠薬にも依存性を生じやすいので，患者の望みどおりに睡眠薬の増量や変更を行うのは危険です．あまり不眠の改善がみられないようであれば，アルコール依存を専門とする医師を紹介した方がよいでしょう．

入院した場合，不眠の訴えがなければ睡眠薬は処方せず，しばらく不眠を我慢させるのは御法度！

アルコール依存の患者は自宅では飲酒しているから睡眠をとれているので，飲酒を中止すれば不眠になり，不眠を我慢させると振戦せん妄が生じる可能性があります．

参考文献

1）手島愛雄：アルコール・睡眠薬・カフェインは睡眠にどう影響するか．『睡眠医学を学ぶために－専門医の伝える実践睡眠医学』（立花直子，他/編），p65-73，永井書店，2006

〈谷口充孝〉

12 幻覚や妄想をもつ患者

症例

18歳　男性

高校卒業後，大学進学のため親元を離れ1人暮らしを始めた．まだ友人もできず，はじめての1人暮らし，不慣れな環境などストレスが溜まりつつあった．大学入学後1カ月ほど過ぎた頃から「誰かに監視されている」，「隣人が自分の悪口を言っている」といった電話を両親に繰り返しかけるようになった．夜間は不眠で経過し，授業中はぼーっとしており，おどおどした表情で時に独り言がみられていた．徐々に通学もしなくなり，両親が心配し医療機関を受診させた．

1 こんな場合の処方は？

処方例1

リスペリドン（リスパダール®）1 mg錠　1回1～2錠　1日2回　朝食後および就寝前
エスタゾラム（ユーロジン®）2 mg錠　1回1～2錠　1日1回　就寝前

処方例2

オランザピン（ジプレキサ®）5 mg錠　1回1～2錠　1日1回　夕食後あるいは就寝前
フルニトラゼパム（ロヒプノール®）1 mg錠　1回1～2錠　1日1回　就寝前

2 この処方の根拠は？

統合失調症が疑われる症例です．

急性期の統合失調症では，幻覚（主に，悪口を言われるなどの不快な幻聴）や妄想（被害妄想など），時に強い不穏・焦燥感を伴うことが多くあります．また不眠も高頻度に認められます．このような症例では不眠に対するアプローチと同時に，**できるだけ早い専門医療機関への受診の段取りを努力**するとともに，幻覚・妄想などの症状に対する抗精神病薬を迅速に開始する必要があります．特に自分や他者を傷つける行為などが確認されれば，すぐに精神科救急などに紹介してください．

従来はハロペリドール（セレネース®）やクロルプロマジン（ウインタミン®，コントミン®など），レボメプロマジン（ヒルナミン®）などの定型抗精神病薬が使用されてきましたが，近年では，錐体外路症状などの副作用がより少ない非定型抗精神病薬（リスペリドンやオランザピンなど）が第1選択薬となっています．

夜間の不眠に対しては，抗幻覚・妄想効果とともに**鎮静催眠効果が期待できる非定型抗精神病薬**であるリスペリドン，オランザピン，クエチアピン（セロクエル®）などを選択して，効果と副作用を評価しながら適宜用量調整を行い，睡眠薬と併用することが一般的です．この場合，統合失調症の不眠では中途覚醒がみられることが多いことから，中時間作用型の睡眠薬を選択することが多いです．これらを使用しても睡眠効果が不十分であれば，クロルプロマジンなどの定型抗精神病薬の使用も検討していきます．

御法度

身体合併症を有する患者への安易な処方は御法度！

抗精神病薬の多くは，ノルアドレナリン受容体やムスカリン受容体にも作用するので，血圧などの循環動態や便秘などの消化器系の副作用が出ることがあります．特に定型抗精神病薬（クロルプロマジンやレボメプロマジンなど）ではその傾向が強くみられます．そのような病態が併存する患者さんの場合には，用量設定も含め慎重に使用する必要があります．

〈谷向　仁〉

13 急性のストレスに伴う不眠の患者

症例

22歳　女性

大震災と津波に被災し，家を含めたすべてが流されて1週間が経過した．幸いにも家族は皆無事であったが消息がわかっていない知人も多い．街の状況は一変しており，津波によって街が流されていく光景が頭から離れない．余震も続いており，いつも緊張した状態が続いている．被災した日から夜はほとんど眠ることができておらず疲労も溜まってきている．

1 こんな場合の処方は？

入眠困難の場合

処方例1
ブロチゾラム（レンドルミン®）0.25 mg錠　1回1錠　1日1回　就寝前

処方例2
エチゾラム（デパス®）0.5 mg錠　1回1錠　1日1回　就寝前

中途覚醒・早朝覚醒など

処方例1
フルニトラゼパム（ロヒプノール®）1 mg錠　1回1～2錠　1日1回　就寝前

処方例2
ブロマゼパム（レキソタン®，セニラン®）2 mg錠　1回1～2.5錠　1日1回　就寝前

上記で効果不十分な場合

処方例1

リスペリドン（リスパダール®）1 mg錠　1回0.5～1錠　1日1回
夕食後あるいは就寝前

処方例2

クエチアピン（セロクエル®）25 mg錠　1回0.5～1錠　1日1回
夕食後あるいは就寝前

2 この処方の根拠は？

日常で突然，強度の嫌悪や恐怖を感じる状況や場面，人に遭遇したとき，多くの場合，急性のストレス状態を引き起こします．2011年に起こった東日本大震災では多くの方が，強度の急性ストレスを体験されたと言えます．このストレスに対する急性生体反応にはノルアドレナリン（NA）などが関与し，中枢神経系においては**過度の緊張（過緊張）や過覚醒**を引き起こします．その結果，強い不安や不眠を生じさせます．このような場合には，これらの緊張を和らげ，同時に睡眠を安定して確保することが大切となります．

基本的な薬剤選択は，不安・緊張を伴う不眠と同様であり，α_1選択性の高い睡眠薬（3章-10参照）よりも通常のベンゾジアゼピン系睡眠薬や抗不安薬を選びます．この際，血中半減期や最高血中濃度到達時間などを考慮して薬剤を選択し，場合によっては併用も考慮します．

ただ急性ストレス障害では，その過度の緊張・過覚醒状態のため通常のベンゾジアゼピン系薬のみでは十分な効果が得られないことがあります．このような場合にはNAなど交感神経系の活動緩和を目的として，抗アドレナリン作用や抗ヒスタミン作用を有する抗精神病薬を少量使用すると有効な場合があります．この場合には，鎮静作用が比較的強いリスペリドンやクエチアピン，オランザピン（ジプレキサ®）などを選択し，少量から開始し必要に応じて適宜調整します．ただし，特に非定型抗精神病薬は急性ストレスなどにみられる不安，緊張緩和に対しての保険適応は認められていないことには注意が必要です．

御法度

交感神経系の活動を高める薬剤は御法度！

急性ストレス障害では，交感神経系が過度に活発化していることが想定されます．例えば向精神薬では，ノルアドレナリン再取り込み阻害作用を有する抗うつ薬〔三環系抗うつ薬やセロトニン-ノルアドレナリン再取り込み阻害薬（SNRI）〕などは，逆に過覚醒を誘発する可能性があり，使用する場合にはこの点に留意して慎重に症状を観察してください．

こんなときには精神科へ紹介を！

急性ストレスの場合，一過性であれば上記の初期対応で不眠が徐々に軽快すると思われますが，ストレスが遷延する場合には外傷後ストレス反応として症状が遷延する場合があります．4週間以上不眠の軽減がみられない場合や他の症状が強い場合には早めに精神科などの専門医にご紹介ください．

参考文献

1）山本健一，榛葉俊一：中枢ノルアドレナリン系の精神医学的意義．精神神経学雑誌，111：741-761，2009

〈谷向　仁〉

確認問題

□第1問 〈谷口充孝〉

62歳女性．午後11時に就寝し，午前6時に起床．比較的入眠はいいが，午前2～3時頃に覚醒してしまい眠れないのが辛い．

A）不眠のタイプはどれか

① 入眠困難

② 中途覚醒

③ 早朝覚醒

④ 熟眠感欠如

⑤ 入眠困難＋中途覚醒

B）眠前に睡眠薬を処方する場合，選択するべきではない睡眠薬はどれか

① トリアゾラム（ハルシオン®）

② ゾルピデム（マイスリー®）

③ ブロチゾラム（レンドルミン®）

④ ゾピクロン（アモバン®）

⑤ エスタゾラム（ユーロジン®）

□第2問 〈中島　亨〉

アルコール連用に伴う睡眠薬投与に関して出現するものを1つ選べ

① 常用量依存

② 耐性の発現

③ 覚醒剤濫用への移行

④ 離脱症状

⑤ ドクターショッピング

□第3問 〈武井宣之〉

高齢者の不眠の対応として誤っているものはどれか，2つ選べ

① 肺炎のため入院治療中であったが，中途覚醒を認めたため，ロヒプノール® 1 mg　1日1回　眠前を処方した

② 不眠のため睡眠薬を希望したが，まずは高齢における睡眠の生理的変化と環境調整について指導を行った
③ 入眠困難があり睡眠薬の希望があったため，ハルシオン®0.25 mg　1日1回　眠前をまず処方した
④ アルツハイマー型認知症の患者さんで，夜間の徘徊，不眠が目立つため，糖尿病がないことを確認したうえで，セロクエル® 12.5 mg　1日1回　眠前を処方した

□第4問 〈中島　亨〉

妊娠初期の不眠症への薬剤投与で奇形発生のリスクが高い順に並んでいるのはどれか？

① ベンゾジアゼピン系薬剤＞抗けいれん薬，リチウム＞抗精神病薬，抗うつ薬
② ベンゾジアゼピン系薬剤＞抗精神病薬，抗うつ薬＞抗けいれん薬，リチウム
③ 抗けいれん薬，リチウム＞ベンゾジアゼピン系薬剤＞抗精神病薬，抗うつ薬
④ 抗精神病薬，抗うつ薬＞ベンゾジアゼピン系薬剤＞抗けいれん薬，リチウム
⑤ 抗精神病薬，抗うつ薬＞抗けいれん薬，リチウム＞ベンゾジアゼピン系薬剤

□第5問 〈香坂雅子〉

入眠困難が強くまた不安が強い場合に適切な薬剤はどれか？

① ドラール®
② マイスリー®
③ ベンザリン®
④ アモバン®
⑤ ロゼレム®

□第6問 〈香坂雅子〉

筋弛緩作用による転倒・骨折の予防を考慮した場合，高齢者が服用するには，どの睡眠薬が適切か？

① ロヒプノール®
② ベンザリン®
③ レンドルミン®

④ ユーロジン®
⑤ ロゼレム®

□第7問 〈武井宣之〉

身体疾患のある患者の不眠について誤っているものはどれか，１つ選べ

① 長年，アルコール依存症のため加療中であり，ロヒプノール®を内服中であったが，肝機能障害が目立ってきたため，ロラメット®への変更を行った
② 開放隅角緑内障で治療中の患者が，不眠を訴えたため，ロゼレム®8 mg　1日１回　眠前を処方した
③ 高度の脱水，腎機能障害の患者が，昨日から急に不眠となったため，量を減らしてハルシオン®0.125 mg　1日１回　眠前を処方した

□第8問 〈谷口充孝〉

疼痛やかゆみの強い患者の不眠について誤っているのはどれか

① 睡眠薬の依存に注意して増量は慎重に行う
② 睡眠があまりとれなくても，規則的な時間に起床することを勧める
③ 慢性疼痛に伴う不眠では眠前に三環系抗うつ薬の併用を考慮する
④ 抗ヒスタミン薬の催眠作用は長期の使用でも有効である
⑤ 抗ヒスタミン薬は翌朝の持ち越し作用を生じやすい

□第9問 〈谷口充孝〉

以下の記載のなかで誤っているものはどれか

① アルコールによる睡眠の特徴として，入眠はいいが中途覚醒や熟眠感欠如を生じやすい
② アルコール依存の不眠では飲酒を中断すれば速やかに不眠は改善する
③ 肝障害の合併では睡眠薬の血中半減期の延長など薬物動態を考慮する
④ 慢性飲酒によってレム睡眠行動異常症を呈する場合がある
⑤ アルコール依存の患者は睡眠薬にも依存になりやすい

□第10問 〈谷向　仁〉

75歳　アルツハイマー型認知症の男性．３年前より物忘れが出現し，最近

夜間の徘徊もみられるようになった．そのため夜間は不眠であり，日中は傾眠傾向（昼夜逆転）となっている．耐糖能異常は認めていない．夜間の不眠に対して薬物療法を行う場合，最も妥当な薬剤選択はどれか？

① 超短時間作用型のベンゾジアゼピン系睡眠薬（ハルシオン®）など
② 中時間作用型のベンゾジアゼピン系睡眠薬（ロヒプノール®）など
③ 低用量の非定型抗精神病薬（セロクエル®）など
④ 高用量の非定型抗精神病薬（セロクエル®）など
⑤ 鎮静作用の強い三環系抗うつ薬（トリプタノール®）など

□第11問 〈谷向 仁〉

38歳 女性．1週前に友人とバス旅行中に交通事故にまきこまれた．友人は重症となり救急病院へ搬送され入院中である．自分は軽症であったため日常生活に復帰しているが，事故のことが頭から離れずドキドキして，睡眠中何度も目が覚めてぐっすり眠ることができない．不眠を主訴として医療機関を受診した場合，最も不適切な対応はどれか？

① 患者の不安な気持ちを傾聴したうえで，レキソタン® 2 mgの眠前内服を勧める
② 「自分が助かったのだからよかったんですよ」と助言し，マイスリー® 5 mgの眠前内服を勧める
③ 「それはつらい出来事でしたね」と共感を示したうえで，レンドルミン® 0.25 mgの眠前内服を勧める
④ 不眠による日常生活への影響についても尋ねてみる
⑤ 緊張がかなり強そうであり，セロクエル® 12.5 mgの眠前内服を勧める

□第12問 〈谷向 仁〉

50歳 女性．数カ月前より生活音を含めた些細な物音が気になり始めた．最近，「隣人が自分を寝かさないために嫌がらせをしている」，「音を出す装置が仕掛けられている」と家族にしきりに興奮して訴えていた．夜間はほとんど寝ておらず，心配した家族がかかりつけ医であるあなたを受診した．糖尿病治療薬を内服している．不適切な対応はどれか？（2つ選択）

① 「そんな奇妙なことは起きるはずはないですよ！」と繰り返し伝え，ジプレ

キサ®5 mgを夕食後に開始する
② 本人の訴えを丁寧に確認するとともに，家族からも状況を尋ねてみる
③ 糖尿病治療を受けていることから，リスパダール®2 mgを開始し，一緒にロヒプノール®1 mgを開始する
④ 抗不安薬のみを不眠時の頓服として処方する
⑤ 使い慣れている抗精神病薬と睡眠薬を少量処方し，精神科専門医へ紹介する

□第13問

〈谷向　仁〉

44歳　男性．昇進にてこれまでにかかわったことのない部署へ異動となった．慣れない仕事内容であり，部下の方が自分より仕事をこなせている状況に焦りを感じていた．2週間ほど前から，全身の強いけだるさを自覚し，「自分は無能な人間だ」とも感じて気持ちが塞ぎ込むようになった．食欲もなく夜間は不眠が続いており会社を休みがちになった．心配した家族の勧めで医療機関を受診．本人は治療薬などを最小限にしたいと希望している．適切な対応はどれか？（2つ選択）

① 「気にしすぎですね」と告げてマイスリー®5 mgのみ眠前に処方する
② 話をじっくり聞いたうえで，SSRIなどの抗うつ薬と睡眠薬の内服を勧める
③ リフレックス®15 mgあるいはレメロン®15 mgの夕食後か眠前の内服を勧める
④ 抗不安薬のみを不眠時頓服として処方する
⑤ 「昇進したんだからもう少し頑張りましょうよ！」と励まし，抗不安薬を定期内服として処方する

解答と解説

第1問 A)②

B)① 中途覚醒の場合，基本的にはゾピクロンやエスタゾラムといった中時間作用型の睡眠薬を使用するが，患者によっては短時間作用型の睡眠薬でも効果の得られる場合もある．しかしながら，ベンゾジアゼピン系の超短時間作用型であるトリアゾラム（ハルシオン®）は，薬剤の効果が切れる睡眠後半（入眠３～４時間後）にリバウンドを生じ，中途覚醒を惹起させてしまう恐れがあり，夜間後半に中途覚醒する場合には使用しない．

第2問 正解②

① × 常用量依存とは通常量の抗不安薬服薬の中止により離脱症状が出現して抗不安薬が中止できないという現象を示すものであり，睡眠薬で常用量依存がみられるか否かは現状では結論が出ていない．

② ○ アルコール連用下の睡眠薬の効果減弱は度々みられ，これは薬剤耐性出現と同義である．

③ × 睡眠薬の服薬増加が覚醒剤濫用に直接移行するとは考えられない．

④ × アルコールや睡眠薬を中止した場合に出現する．

⑤ × 多剤併用に陥らぬよう薬物をすべて中止した場合に，離脱症状などが増強してドクターショッピングに陥る危険性はあるが，アルコール連用に伴う睡眠薬投与と直接の関係はない．

第3問 正解①③

① × ロヒプノール® は強い催眠作用をもち，精神疾患に伴う不眠で使用されるが，筋弛緩作用が強く高齢者では転倒のリスクがあり，また，呼吸器疾患では呼吸状態の悪化も生じるため，避けるべき薬剤である．

② ○ 高齢者の睡眠障害では，最初から睡眠薬で対策するのではなく，非薬物療法（睡眠の生理的変化についての教育や環境調整など）をま

ず行うことが原則である．そのうえで，必要があれば副作用に注意しながら慎重に薬物療法を行いたい．

③ ×　ハルシオン® は反跳性不眠や耐性などから第二選択の薬剤である．また，高齢者に使用する場合には少量（0.125 mg）から処方する．

④ ○　せん妄であり，セロクエル® など抗精神病薬が第一選択である．

高齢であること，認知症，身体疾患（脱水，炎症性疾患，電解質異常，貧血，など）はいずれもせん妄のリスクが高い状態である．ベンゾジアゼピン系や非ベンゾジアゼピン系薬剤は避けるか，決して通常量で使用せず，少量で使用することが原則である．

第4問　正解③

抗けいれん薬，リチウムが奇形発生のリスクが高いことを理解していることが重要である．

第5問　正解④

アモバン® は作用時間が短く，抗不安作用を有する．

第6問　正解⑤

ベンゾジアゼピン系薬剤や非ベンゾジアゼピン系薬剤に比べて，筋弛緩作用が少ない．

第7問　正解③

① ○　アルコール依存症の患者は慢性的に不眠（浅い眠り）の問題を抱え，またアルコールとベンゾジアゼピン系薬剤は交叉耐性があるため，睡眠薬が通常よりも多くなっていく傾向がある．しかし，アルコール依存症は肝機能障害をきたしやすいため患者の希望のままに睡眠薬を増量していくとせん妄となるリスクが高まる．これらの教育をすることと，肝機能障害の影響を受けにくい（グルクロン酸抱合で代謝される）ベンゾジアゼピン系やその他の薬剤を組み合わせるなどの工夫が必要である．

② ○　メラトニン受容体作動薬は開放隅角緑内障では影響はないとされて

いる.

③ × 腎機能障害があるため，使用量を減量することは正しい選択であるが，高度の脱水がある場合はせん妄となっている可能性がある．また，急に起こる不眠はせん妄の一症状である場合があり注意が必要である．せん妄が起こっている場合（もしくはリスクが高い場合でも）は少量でもベンゾジアゼピン系や非ベンゾジアゼピン系薬剤は，せん妄を悪化させる可能性があり避けた方が安全である．

第8問 正解④

①②③⑤ ○

④ × 瘙痒の不眠患者では抗ヒスタミン薬が睡眠薬として処方されることも多い．しかしながら，抗ヒスタミン薬は作用時間が長く，起床後に眠気の残存することも多い．また，抗ヒスタミン薬の催眠作用は数日から１週間程度で耐性が生じ，長期間の効果は期待できない．さらに，高齢者や術後などではせん妄を惹起させることもあり，注意を要する．

第9問 正解②

① ○ アルコールには催眠作用があるが，その作用時間は非常に短期でしか効果がない．つまり，入眠はよくても中途覚醒し，夜間の後半の睡眠は悪化し，熟眠感は得られない．

② × アルコールの問題としては，中止して１年以上経ってもアルコールの影響は残存し睡眠は元のとおりに改善しない．

③ ○

④ ○ アルコール依存の患者では夢内容と一致した睡眠中の異常行動を呈するレム睡眠行動異常症を生じる場合がある（５章-10参照）．

⑤ ○

第10問 正解③

① × ベンゾジアゼピン系睡眠薬の単独使用はせん妄の誘発や悪化のリスクが高い．

② × ベンゾジアゼピン系睡眠薬の単独使用はせん妄の誘発や悪化のリスクが高い．また薬効の遷延が懸念される．

③ ○

④ × 認知症や高齢者への処方は，加齢に伴う代謝機能の低下を考慮し低用量からの開始が推奨される．

⑤ × 三環系抗うつ薬などは抗コリン作用が強く，認知機能に影響を与えせん妄のリスクにもなる．

第11問　正解②

① ○

② × 不安や緊張が強い場合，抗不安作用も併せもつベンゾジアゼピン系薬剤の選択が望まれる．また心理的ストレスの背景が，「事故にあった恐怖の想起」以外にも「自分は軽症だったが，友人は重症」という自責・罪責感があることを考え，安易な励ましは避け，まずは辛い気持ちをしっかり傾聴する．

③ ○

④ ○ 不眠に伴う日常での他の支障についても確認することは大切である．

⑤ ○ 緊張が強い場合には，低用量の抗精神病薬も考慮される．

第12問　正解①④

① × 幻覚・妄想の訴えに対しては，無理に否定することは避けた方がよい．また本症例は糖尿病を合併しており，ジプレキサ® の使用は避け他の抗精神病薬を選択する．

② ○ 幻覚・妄想を訴える患者は病識に乏しい場合もあり，家族からの客観的な情報も非常に大切である．

③ ○

④ × 幻覚・妄想を訴える場合には，抗精神病薬の使用が基本となる．

⑤ ○ 身体合併症に注意したうえで，使い慣れている薬剤を使用し早めに専門医への紹介を考慮する．

第13問　正解②③

①×　抑うつ患者の気持ちに配慮し，現在の辛さを受容する姿勢が大切である．また抗うつ薬の開始が望ましい．

②○　傾聴したうえで，1日1回内服のSSRIと睡眠薬の併用などがまずは勧められる．

③○　「内服を最小限にしたい」という希望に沿い，睡眠効果も併せもつ抗うつ薬を単剤で用いることは考慮される．

④×　抑うつ症状が明らかであり，抗うつ薬の処方が望ましい．

⑤×　これまで頑張ってきた抑うつ患者に，「頑張ろう」といった助言は，患者を追い詰めてしまう場合がある．まずは辛い気持ちを受容し，抗うつ薬と睡眠薬の内服を勧める．

第4章

非薬物療法に詳しくなろう

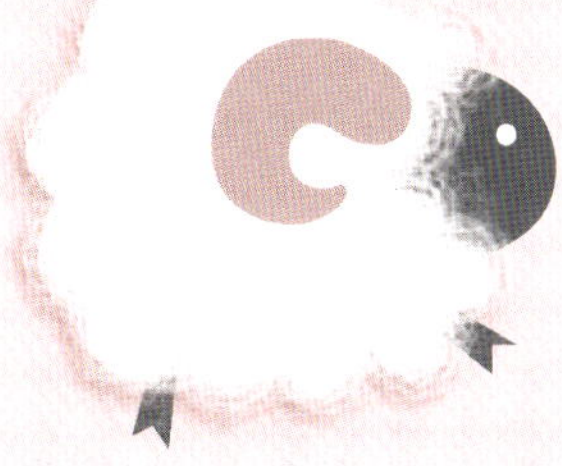

1 非薬物療法の進め方

本稿で紹介する非薬物療法のポイント

慢性不眠に対する非薬物療法として，睡眠指導と認知行動療法を紹介します．睡眠指導では，不眠の要因となりえる環境や行動を取り除くため生活指導を行います．認知行動療法とは，高い効果が実証されている治療法で，不眠の持続要因となっている行動や考え（認知）に対して，患者さんの主体性を引き出しながら，アプローチしていく方法です．そのための技法として以下のものがあります．

①睡眠日誌の記入

患者さんの睡眠状況を客観的に把握，共有するために，毎晩の睡眠状況を記録してもらいます．

②ベッド上で過ごす時間の制限

床上（布団・ベッド）と睡眠を関連づけること，起きている時間を長くし睡眠力を高めること，睡眠－覚醒リズムを整えること，を目的に行います．睡眠日誌での睡眠状況に合わせて床上時間を制限します．

③心配の枠づけ

就寝時間に心配事が浮かんできて寝付きにくい状況を少なくするために行います．心配事への取りうる対処法を事前に考えておき，就寝時に心配事が浮かんできたら確認できるように紙に記しておきます．

④思考記録表

睡眠を妨げる考え（自動思考）により，不眠や日中の気分の落ち込みが生じている場合に行います．思考記録表を用いて自動思考を明らかにし，現実生活でバランスのとれた考え方を取り入れていく方法です．

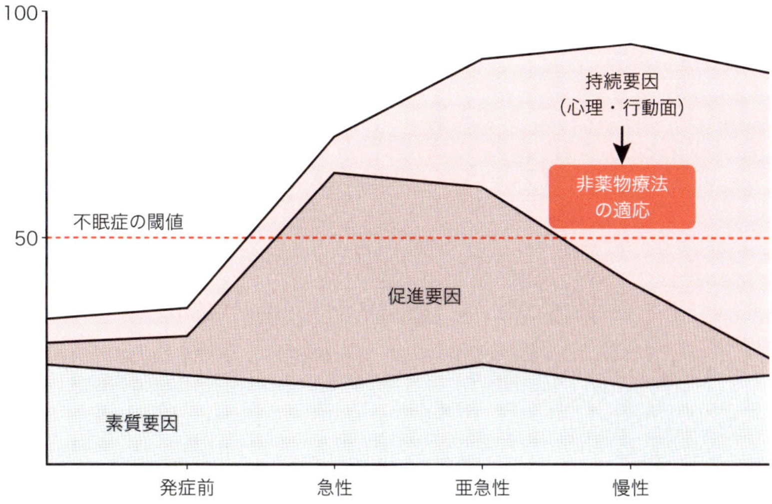

図1 ● Spielmanのモデル：慢性不眠の成り立ち

1 なぜ，非薬物療法は効果があるか？

不眠への対応は，急性不眠（一過性の不眠）と慢性不眠に分けて考えるとよいでしょう．急性不眠では通常，不眠の原因がはっきりしていて，睡眠薬の処方と簡単な睡眠指導で対処すれば十分ですが，慢性不眠では，患者の心理・行動面が多くを占めるようになります．良好な睡眠状況から慢性不眠に至る過程は，Spielmanのモデル（図1）により理解されます[1)2)]．**慢性不眠に影響する要因として，素質要因，促進要因，持続要因が存在します．**

素質要因とは，その人がもともともっている，ストレスに直面したときに睡眠が乏しくなりやすい体質や性格傾向のことを指します．不眠は，促進要因（不眠を促進する出来事，例えばストレスがかかる状況，時差などの睡眠リズムの変化，など）によって引き起こされます．促進要因は時間とともに軽減しますが，不眠への反応として生じる持続要因（睡眠を妨げる行動や考えといった心理・行動面）によって，不眠は持続し，慢性不眠となります．したがって，**慢性不眠では持続要因である心理・行動面に焦点を当てて介入を行い，患者さん自身に治療に主体的に取り組んでもらう**

非薬物療法が重要です．ちょうど，糖尿病などの生活習慣病の指導と似ていると言えるかもしれません．

非薬物療法として，慢性不眠の持続要因に焦点を当て，効果が実証されている方法には以下のものがあります[3)]．まず臨床上，高いエビデンスが示されている方法として，認知行動療法（行動療法，リラクセーション法を含む）があげられています．次に中程度のエビデンスが示されている方法として，逆説的志向，バイオフィードバック，睡眠制限法，複数の要素からなる治療があげられています（詳細は文献3を参照）．

本章では，非薬物療法として睡眠指導と認知行動療法について解説します．睡眠指導は，単独では不眠に対して有効というエビデンスはないですが，薬物療法の限界を補完し，また，睡眠薬の弊害（耐性，習慣性）を減らすためにも実践すべきです．認知行動療法は，上記のように，不眠に対して薬物療法と同等ないしそれ以上の効果が実証されている治療法です．

2 非薬物療法の適応

米国睡眠医学会の2008年の指針では，「心理的・行動的介入（非薬物療法を指します）は，慢性原発性不眠，続発性不眠（他の一般身体疾患や精神疾患に関連する不眠），高齢者の不眠，慢性の睡眠薬使用者の不眠に対して有効であり，推奨される」と記載されています（1章-2**表2**参照）[4)]．

特に慢性不眠に対する，持続要因に焦点を当てた治療として，非薬物療法は適応されます．

留意する点として，不眠への対処は他項で述べられているように，不眠を引き起こす疾患の鑑別が重要です．背景にある，睡眠時無呼吸症候群，レストレスレッグズ症候群などの睡眠関連疾患や，うつ病など精神疾患を除外し，適切に対処するなかで非薬物療法を用います．

3 睡眠指導

睡眠指導では，睡眠に関連する環境や行動についての生活指導を行います．睡眠指導を行うことによって，患者さん自身が睡眠についての正しい知識を身に付け，自ら積極的に不眠治療にかかわってもらうことにつなが

表1 ●睡眠指導

睡眠の時間は人それぞれ	・必要な睡眠時間は人それぞれ異なり，同じ人でも季節によっても異なり，長ければよいというものではない ・睡眠の時間にこだわらずに日中の眠気で支障が出ない程度で睡眠の量は十分である ・加齢とともに必要な睡眠時間は短くなる
就寝前の刺激物は避ける	・少なくとも就寝前4時間のカフェイン（コーヒー，紅茶，緑茶，コーラ，チョコレートなど）の摂取，就寝前1時間の喫煙は避ける ・高温の入浴や，テレビ・パソコン・メールなどの目を使う作業は控える
寝室を快適にする	・寝室の温度は，寒すぎず，暑すぎずに快適な温度に設定する ・テレビ，携帯電話などの音が入らないようにする ・光（カーテンの隙間，パソコンのスクリーンなど）が入らないようにする
規則正しい三度の食事，規則的な運動習慣	・規則正しい三度の食事と運動は睡眠の向上につながる ・朝食を食べることで体が目覚める合図になる ・夕食は空腹感が強くならない程度に軽めに済ます
規則正しい時間に起床する	・体内時計のリセットのために，休日や平日にかかわらず毎日同じ時刻に起きる ・休日に遅くまで寝床で過ごすと寝付きが悪くなり，翌日の朝に影響して起きづらくなる
昼寝は15時前に30分以内で済ます	・長時間/夕方以降の昼寝は夜の睡眠に悪影響を及ぼすため控える ・眠気が強く日中支障をきたす場合は，15時前に20～30分間の昼寝にする
寝酒を避ける	・アルコール摂取により熟眠感がなくなり中途覚醒が増えるため，寝酒を避ける
眠たくなってから就寝する	・就寝時刻にこだわらず，床につくのは眠気が出てきてからにする
床についてからは時計を見ないで過ごす	・時計を見ると眠れないことへの焦る気持ちが生じ，睡眠を邪魔することがあるため，翌日起きる時刻を目覚ましに設定して，時計を見ないで過ごす

ります．表1に一般的な睡眠指導を提示します．指導の際には，治療者は，患者さんへの傾聴（話をよく聞く），受容（つらさを受け止める），共感（一緒に悩む）の基本姿勢をもって接することが大切です．

4 リラクセーション法

床について寝ようとするときに，気持ちが落ち着かなかったり，体が緊張しているような患者さんにはリラクセーション法が効果的な場合があります．リラクセーション法のなかの，漸進的筋弛緩法と，呼吸法を紹介します．

漸進的筋弛緩法とは，体の緊張，筋肉のこわばりを和らげる方法です．急に体の力を抜くことは難しいため，まずは体の力を入れた後で，ストンと力を抜く動作を繰り返すように指導します．座位または仰臥位の状態で，体の一部分（手，足，肩など）に思いっきり力を込め（5秒程度），ストンと力を抜く（5〜15秒程度）．この動作を体の部位を変えて行います．

呼吸法とは，呼吸を整えることでリラックスした状態に近づく方法です．座位または仰臥位の状態で，ゆっくり鼻から息を吸い，十分に吸い切ったところで，ゆっくりと口から息を吐いていきます．“ゆっくり”のスピードは，3〜4秒吸って，6〜7秒吐くことを目安に，苦しくない程度に自分のペースでやるように伝えます．呼吸法をやり慣れてくると，さらにゆっくりできるようになります．吸って，吐いてを繰り返し行い，2〜3分間続けることを勧めます．

5 認知行動療法の概要

■認知行動療法の効果

認知行動療法は，慢性不眠，高齢者の不眠，うつ病に併存する不眠，慢性の睡眠薬使用の中止などに対して不眠改善効果と安全性が示されています[5)〜7)]．さらに，薬物との比較・併用に関しては，治療開始から4週間，8週間の時点で，認知行動療法群，認知行動療法＋薬物療法群の2群は，薬物療法群，プラセボ群と比較して有意に睡眠潜時が短くなり，睡眠への効力感が増加することが示されました．また，認知行動療法群は認知行動療法＋薬物療法群と同等，またはより優れている結果が示されました[8)]．

■認知行動療法とは

認知行動療法とは，気分や症状が，考え（認知）や行動によって影響されるという理論です（図2）．認知行動療法の理論では，慢性の不眠が持続する仕組みとして，考えと行動が相互に作用していると仮定し，考えと行動にアプローチをして睡眠の改善を目指します．睡眠を妨げる行動には，夜間眠れないために昼寝をすることや，必要以上に長い時間を布団やベッドで過ごすといった睡眠–覚醒リズムの乱れがあげられます．睡眠を妨げ

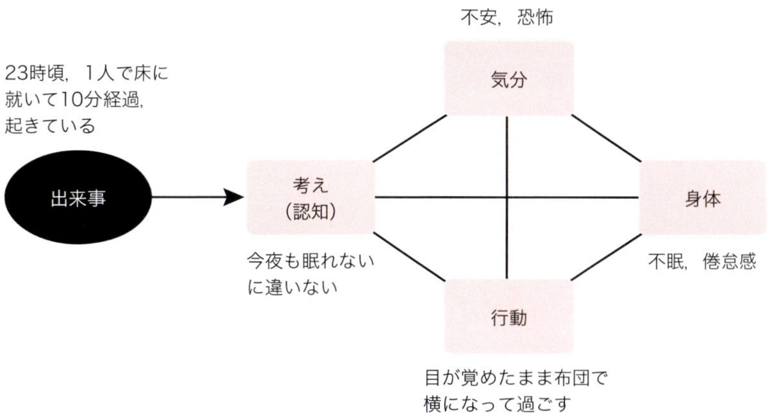

図2 ●認知行動療法の概念図

る考えには，不眠に関する過度な心配，不眠の原因に関する誤った帰属，などがあげられます．**表2**で認知行動療法の流れを示します．不眠患者さんへの認知行動療法では，標準的には6セッションにわたり治療を行います．以下，流れに沿ってそれぞれの技法について方法を説明します．

6 睡眠日誌の記入

睡眠日誌を毎日記入する目的として，①睡眠状況（床についた時間，寝た時間，起きた時間，ベッドで目が覚めていた時間，睡眠の質）を客観的に把握，共有できる，②患者さん自身に合った睡眠状況を作るための材料になる，③治療で生じる変化を把握できる，があげられます．

睡眠日誌の内容には，毎晩の睡眠に関する項目が含まれます（**図3**）．昼寝の有無・時間，アルコール摂取，寝床についた時間，眠りについた時間，眠りの途中で目が覚めた時間・回数，最後に目が覚めた時間，寝床から起きた時間，睡眠の質の程度（0：最悪〜5：非常に良い）を記入します．

睡眠日誌を記入するタイミングとしては，起床してから30分以内に一晩のことをまとめて書くように促します．この記録をもとにベッド上で過ごす時間の制限を行います．

表2● 認知行動療法の流れ

セッション1	①不眠の仕組みの説明と認知行動療法の導入 ②睡眠指導 ③ベッド上で過ごす時間の制限 ④睡眠日誌の導入 宿題提示：睡眠日誌の記入，睡眠衛生の実施
セッション2	①宿題の振り返り ②ベッド上で過ごす時間の制限 （必要に応じて，リラクセーション法の練習） 宿題提示：睡眠日誌の記入，ベッド上で過ごす時間の制限，睡眠指導・（リラクセーション法）の実施
セッション3	①宿題の振り返り ②認知行動療法の説明 ③心配の枠づけ and/or 思考記録表の説明 （必要に応じて，床上時間の調整） 宿題提示：睡眠日誌の記入，ベッド上で過ごす時間の制限，睡眠指導の実施，心配の枠づけ and/or 思考記録表の記入
セッション4〜6 （必要に応じて6回程度までセッション回数を調整）	①宿題の振り返り ②セッション1〜3の技法の定着 宿題提示：睡眠日誌の記入，ベッド上で過ごす時間の制限，睡眠指導の実施，心配の枠づけ and/or 思考記録表の記入

宿題とは，診療と診療との間に患者さんが自分で取り組む課題であり，認知行動療法では重要な役割をもちます．

睡眠日誌の記入方法でよくある質問

睡眠日誌の記入を患者さんに案内すると，以下のような質問をされることがあります．

Q1：時計を見ておらず，「眠りの途中で目が覚めた時間」，「眠りについた時間」がわかりません．どのように書けばよいのでしょうか？

A1：睡眠日誌は，細かく正確に記入することが目的ではなく，睡眠を全体として把握できれば十分です．むしろ時計を見過ぎると，「まだ眠れない」とイライラや心配事が増えることにつながるため，時計は見ずに過ごすようにしましょう．

Q2：眠っていたような，目が覚めていたような，どちらなのかわからないような時間はどのように記入すればよいでしょうか？

睡眠日誌 （昨晩の睡眠をつけましょう）	記入例	5/1（月）	5/2（火）	5/3（水）	5/4（木）	5/5（金）	5/6（土）	5/7（日）	
①昨晩，何時に床に入りましたか？	23：00	22：00	23：00	23：30	23：00	22：00	23：00	23：30	
②今朝，何時に床から出ましたか？	7：00	8：00	7：00	7：30	7：30	7：30	7：00	7：30	
③寝付くのにどのくらい時間がかかりましたか？（分）	50	40	50	40	40	40	40	40	
④夜中，何度目が覚めましたか？	3	2	3	3	3	3	2	2	
⑤夜中，全部でどのくらいの時間，目が覚めていましたか？（分） （いったん寝付いてから，朝，床を出るまで）	100	90	90	100	90	100	80	90	
⑥昨晩，お酒をどのくらい飲みましたか？	ビール 350 mL	なし	酎ハイ 350 mL	酎ハイ 350 mL	なし	酎ハイ 350 mL	なし	なし	
⑦今朝の気分はどうですか？ （1＝最悪，2＝悪い，3＝どちらでもない，4＝良い，5＝非常に良い）	2	2	2	2	2	2	3	3	
⑧昨夜の睡眠はどうでしたか？ （1＝最悪，2＝悪い，3＝どちらでもない，4＝良い，5＝非常に良い）	3	2	2	3	2	2	2	2	
⑨昨日，昼寝はしましたか？	14時から40分	なし	13時から30分	なし	なし	13時から20分	なし	なし	
睡眠サマリー									平均
Ⅰ．総臥床時間（分）＝上の質問②から質問①を引く	480	600	480	480	510	570	480	480	514
Ⅱ．総睡眠時間（分）＝Ⅰ総臥床時間－（上の質問③＋⑤）	330	470	340	340	380	430	360	350	381.429
Ⅲ．睡眠効率（％）＝Ⅱ総睡眠時間÷Ⅰ総臥床時間×100	68.75	78.33	70.83	70.83	74.51	75.44	75.00	72.92	73.98
目標（○，△，×で評価しましょう）									
1．寝床に入る時間は23：00	○	△	○	△	○	×	○	△	
2．寝床から出る時間は7：00	○	△	○	△	△	△	○	△	
3．その他　どうしても昼寝をするときは20分で目覚ましをかける	×	○	×	○	○	○	○	○	
4．その他	△								

図3●睡眠日誌（記入例）

記入欄が空欄のものが巻末付録にあります．

A2：どちらかわからない場合は，自分で近いと感じる方を選んで書くように伝えます．起きようと思ったら起きられる状態であれば，目が覚めていた時間とします．

7 ベッド上で過ごす時間の制限

ベッド上で過ごす時間の制限とは，眠っている時間以外はベッド上で過ごさないようにすることです．ベッド上で過ごす時間を制限することの目的を3つ述べます．

第一に，**ベッドと睡眠を結び付けるため，ベッドでの睡眠以外の行動を減らす**ことが目的です．不眠を持続させる行動的要因として，本を読む，心配事を考えるなどの睡眠以外の行動がベッドと結び付けられていることがあります（ベッド＝睡眠以外の行動）．そのためベッドでは睡眠とセックス以外の行動はしないようにし，“ベッド＝睡眠”という結び付きを強くする目的があります．

第二に，**起きている時間を長くし睡眠力を高める**ことです．不眠を解消するために起床時間を短くすると睡眠欲求が低下し，夜間の睡眠の質が低下します．

第三に，**睡眠－覚醒リズムを一定に整える**ことです．決まった時間に起き，決まった時間に眠たくなるという睡眠－覚醒リズムを整える目的です．

ベッド上で過ごす時間を決めるために，ベッド上で過ごす時間のルール（表3）を守ることや，睡眠状況を患者さんと治療者が把握し，共有することが必要となります．睡眠日誌（図3）[9] を用いて，患者さんの一日を通しての睡眠状況を記録してきてもらいます．

睡眠日誌の記入をもとに，ベッド上で過ごす時間を制限します．

ベッド上で過ごす時間　＝　平均総睡眠時間　＋　30分

上記の計算式を用いてベッド上で過ごす時間を計算します．平均総睡眠時間に加える30分は，大多数の人が床についてから入眠するまでにかかるおおよその時間を覚醒時間として考慮して追加されています．

次のセッション以降は，必要に応じてベッド上で過ごす時間の設定の調

表3 ● ベッド上で過ごす時間のルール

①起床時刻を決める	平日・休日にかかわらず，毎日同じ時刻に起きるようにする．睡眠−覚醒リズムが乱れると睡眠が混乱し，時差ボケと同じような睡眠の問題が生じる．
②眠るときにだけ布団・ベッドを使う	睡眠（とセックス）のとき以外は布団・ベッドを使用しないようにする．布団・ベッドの上で睡眠以外のこと（本を読む，テレビを見るなど，どんなことでも当てはまる）をしていると，“布団・ベッド≠睡眠の場所”という睡眠を妨げる習慣となる．
③眠れないときは布団・ベッドから離れる	長い時間，起きたまま布団・ベッドの上で過ごしていると，眠れないことばかり考えてしまい，失望・心配・イライラなどが生じやすくなる．20分ほど眠れない時間が過ぎたら，布団・ベッドの上から一旦離れて別の場所で過ごし，眠たくなってきたら布団・ベッドに移動するように指導をする．眠れずに別の場所に移動したときに何をするか，患者さんと事前に決めておくことが大切である．難しく考えずにできる，頭を使わずに気分転換になるもの，例えば雑誌や漫画を読むこと，好きな音楽を聴くことがあげられる．運動，アルコールやお菓子の摂取，大きい音や眩しい光などの強い刺激は避けるように伝える．
④日中の昼寝を控える	30分以上の長時間の睡眠や，15時，夕方以降の昼寝は，夜の睡眠に悪影響を及ぼす． どうしても日中の昼寝をしたくなってしまった場合の予防策を患者さんと考えることが必要である．例えば，目覚ましを20分に設定して昼寝をすることや，また昼寝をしないように外出して散歩をする，冷たい水を飲む，顔を洗う，などの方法もあげられる．

整を行います．日中の眠気が強くなっていないか，睡眠効率（平均総睡眠時間/平均総臥床時間×100％）は変化していないかに注意します．睡眠効率が85％以上で，日中に眠気が強く出ている様子であれば，臥床時間を15分延長します．逆に睡眠効率が80％未満の場合は臥床時間を15分短くするように調整します．

「パブロフの犬」―ベッド上で過ごす時間を制限する理由―

ベッド上で過ごす時間の制限にて，眠れないときに布団・ベッドから離れる理由を説明する際，わかりやすい例の1つに「パブロフの犬」があげられます．犬は餌を目の前にするとよだれを垂らしますが，これは生理現象であり当然の反応です．一方で犬に鈴の音を聞かせてもよだれを垂らすことはなく，これも当然の反応です．しかしながら犬に餌をあげるときにいつも鈴の音を聞かせていると，犬は鈴の音を聞いただけでよだれを垂らすようになります．これは犬のなかで，鈴の音と餌が結び付いたためです．
犬にとっての，餌，よだれ，鈴の音を，人間に当てはめて考えてみましょう．もし布団・ベッドに居ても，本を読む，心配事を考えるような癖がついてしまうと，布団・ベッドは読書をする場所，心配事を考える場所と結び付いてしまっているため，「布団・ベッドでは心配事を考えないようにしよう．すぐに眠るようにしよう」と思っても，眠れない時間を過ごすことになってしまうのです．

8 心配の枠づけ

就寝時間に心配事が浮かんできて寝付きにくい場合には，“心配の枠づけ”という方法を身に付けると効果的です．夜間の心配事を夕方までに整理しておくことで，目が冴えて眠れないという状況を少なくすることにつながります．以下に“心配の枠づけ”の方法を説明します．

■心配の枠づけの説明

心配の枠づけシート（図4）を見ながら，就寝時間や布団・ベッドに入る時間帯に，頭に浮かび，目が冴えてしまうこと（問題）を患者さんに考えるように伝えます．そして問題をリストに書き出します．

リストに書き出した問題について，解決するためにとりうる対処方法を患者さんに考えてもらいます．注意する点としては，この時点での対処方法は問題を“完璧に”対処し，解決できる方法である必要はないということです．問題は徐々に解決することが一般的なため，最終的な対処方法ではなく，患者さんがとりうる，今日の対処方法で十分であることを強調します．

■対処方法をリストに書き出す

- 取りうる対処方法があがった場合には，リストに書き出します．
- リストに書き出した問題がさほど重要ではなく時間の経過で解決する場合には，その旨を書き込みます．
- 取りうる対処方法が思い浮かばず，その問題を抱えながら生活していく

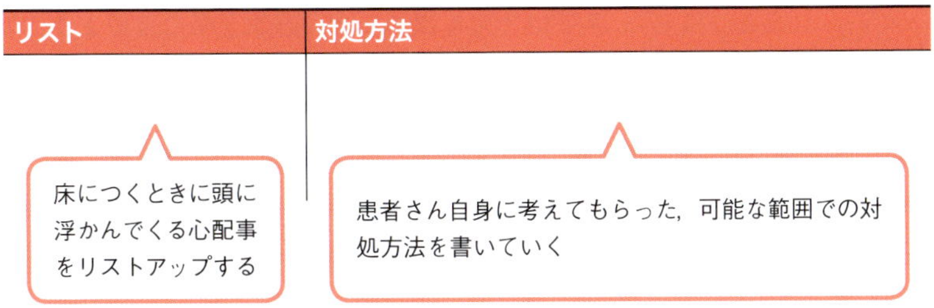

リスト
対処方法
床につくときに頭に浮かんでくる心配事をリストアップする
患者さん自身に考えてもらった，可能な範囲での対処方法を書いていく

図4●心配の枠づけシート（例）

しかないと考えられる場合にはその旨を書き込みます．

・一人では対処方法を考えることが難しい，思い浮かばないとき，誰かに相談することが役立ちそうな場合には，その旨を書き込みます．

■心配事が頭に浮かんできたときの対応を教示

就寝時間に問題が頭に浮かんできた場合は，「自分は問題の対処を考えた．眠る前の疲れている時間帯に問題を考えてもさっきよりもよい対処方法は浮かばないだろう」と唱えてみるように教示します．

認知行動療法における宿題について

認知行動療法において，宿題はきわめて重要な役割をもちます．宿題を利用することによって，治療にかかわる時間を，セッション内（例：週1時間のみ）から，生活全般（毎週24時間×7日間）に増やすことが可能となります．宿題の実践は，治療の成功のために重要なカギとなることを患者さんに話しておくことが必要です．

他方，患者さんが宿題をきちんとできるかどうかは治療者の責任になります．適切な宿題は，①宿題の意図が明確で患者さんの治療目的にかなっている，②宿題の意図がきちんと説明され患者さんが十分に理解できている，③患者さんのレベルにあった無理のない宿題が出されている，④次セッションで宿題の振り返りが行われ，患者さんのモチベーションが維持されている，などのポイントを踏まえているかどうかが重要となります．

宿題を出したときには，まず次のセッションの初めに宿題の振り返りを行います．宿題のシートに記入してあれば（書き方が間違っていたとしても)，まずは十分に褒めた後に感想を尋ねましょう．記入の際に難しかったこと，迷ったことなどを尋ねることも必要です．記入が難しいと感じたのであれば，どのような工夫で記入できるようになるか，話し合うようにします．また，宿題のシートへの記入がすべて空白であった場合は，責める口調にならないように注意しながら，記入しなかったことの理由を尋ねます．そして，記入することの大切さ・必要性を再度説明しながら，次回までの宿題において記入の工夫を相談するようにします．

9 思考記録表

睡眠を妨げる考え（以下，自動思考と記す）により，夜間の不眠や日中の気分の落ち込み，活動の制限などが生じているときに思考記録表（図5）を用います．

このような患者さんの睡眠についての自動思考を聞いていくと，「このまま眠れないに違いない」など，否定的，悲観的，極端であることがわかってきます．患者さんは周囲の人から「前向きに考えたら」と言われたことがあるかもしれませんが，患者さんは自分の辛さを理解してもらえない，考え方を変えられないという歯がゆい思いを経験していることが多いです．

思考記録表では，①患者さん自身が自分の自動思考に気付き，②自動思考が気分や行動に影響を及ぼしている仕組みを理解し，③自動思考を現実の生活に照らし合わせて妥当性を検討し，他の考え方を探し，④現実の生活でバランスのとれた考え方（バランス思考）を実践してみたときの，気分や行動の変化を観察し，取り入れていく，という過程を促すことに役立ちます．

■状況・出来事

いつ？ 誰といたか？ 何をしていたか？ どこにいたか？ 何が起こったか？ を記入します．

■気分

その状況・出来事のときの気分を，気分一覧表（図6）にあるような簡潔な言葉・単語で表現します．そして気分の程度・レベルを0（全くない）

①状況・出来事	②気分（強さ：0～100）	③自動思考	④自動思考を支持する根拠	⑤反証	⑥バランス思考	⑦気分（強さ：0～100）
いつ？誰と？どこで？何をしていたか？何が起こったか？	そのときの気分，気分の程度の数値を記入	そのとき頭に浮かんだ考えを記入	客観的事実や経験を記入（患者さん自身の意見は入れない）	自動思考は正しくないと考えたときの根拠を記入	④⑤両方を照らし合わせて，患者さん自身の気分が楽になる考えを記入	バランス思考のように考えたときの気分，気分の程度の数値を記入

図5●思考記録表（例）

記入欄が空欄のものが巻末付録にあります．

	憂うつ	不安	怒り	罪悪感	恥
	悲しい	困惑	興奮	恐怖	いらだち
	心配	誇り	無我夢中	パニック	不満
	神経質	うんざり	傷ついた	快い	失望
	激怒	焦り	楽しい	愛情	屈辱感
その他→					

図6●気分一覧表

～100（最大）の間でつけます．目安としては，0（全くない），～25（少し），～50（中くらい），～75（かなり），～100（最大）とします．ある気分を表現するときに文章のように長くなる場合は，“気分”ではなく，“自動思考”を表していることが多いため，気分と自動思考を区別することが大切です．気分は1つでも複数でもどちらでもいいです．

■自動思考

その状況・出来事のときに頭に浮かんだ考えを記入します．慣れるまでは以下の質問に答える形で自動思考を探っていくことを勧めます．最初は治療者から患者さんに以下の質問を投げかける形をとり，徐々に慣れてきたら患者さん自身で以下の質問を通じて考えてもらう形をとります．

自動思考を探すときに役立つ質問

- **そのとき，どんなことが頭の中に浮かんでいたでしょうか？**
- **どんなことが起きると思い，不快な気分（心配・不安・恐怖など）になるのでしょうか？（自分のこと，将来のこと，周囲の人のこと，など）**
- **起こりうる最悪の事態はどんなことでしょうか？**

不眠患者さんに生じやすい自動思考

①誤った原因帰属―体や気分の不調は不眠のせい―

体や気分の不調が睡眠不足のために生じていると考え，その他の原因については目を向けないような傾向のことです．例えば，起床後はどんな人でも多少ふらついたり，ぼうっとすることがありますが，「こんな風にふらつくなんて，昨夜十分に眠れなかったからだ」というように考えることがあげられます．

このような自動思考がある場合は，起床後のふらつきはどのような人でも生じることがあるという正しい知識を伝えることや，十分に眠ることができた翌朝にもふらつきが生じていなかったかという現実の場面を思い出してもらうことが役に立ちます．

②感情的決めつけ―こんな気分では眠りにつけるはずがない―

そのときの気分や感情に基づいて現実を解釈することです．例えば，眠りにつけないことで生じる不安や恐怖の気分に注目し，「こんな気分では眠りにつけるはずがない」と考えることがあげられます．こうした考えはさらなる不安や恐怖を生み出してしまうことにつながるという理解を促し，対策を練ることが役に立ちます．

③**全か無かの思考**―「一晩中寝る」こと以外は，「全く眠れない」―

「昨日は全く眠れませんでした」というように，出来事を“全か無か”，という極端な視点で捉えることです．このような自動思考がある場合には，状況・出来事を振り返り，全か無の中間の考えができないかどうか検討していくことになります．

④**破局化**―こんなに眠れないなんて気が狂ってしまいそうだ―

破局化とは，すでに起きてしまったこと，または今後起きそうなことについて非現実的な予測をし，あまりにも悲惨で自分はそれに耐えられないだろう，と考えることです．不眠の結果として，「気が狂ってしまうのではないか」，「大きな精神の病気，身体の病気になってしまうのではないか」という非現実的な予測をする患者さんは多くいます．このような自動思考をもつ患者の場合は，最悪のエピソードをどのように予測しているかを質問します．

⑤**ポジティブな側面の割引き**―眠れた日は，運がよかった―

ネガティブな側面の割増し―いつだって自分は眠れない―

ポジティブな側面の割引きとは，ポジティブな結果を些細でつまらないことであるというように決めつけることです．眠れた日のことを患者さんは，「たまたま運がよかった」，「眠れたといっても，ほんの短い時間しか眠れていない」というように，ポジティブな側面を割り引いて認識する傾向があります．

反対にネガティブな側面の割増しとは，物事のネガティブな側面ばかりに注目することです．例えば自身の意思で徹夜をした日（例えば，仕事や娯楽で夜通し起きているなど）の翌日に仕事が捗ることもあるでしょう．しかしながらネガティブな側面の割増しという自動思考（「睡眠不足の翌日は仕事が捗らない」）がある場合，徹夜後に日中の仕事が捗った日のことは忘れ去られ，捗らなかった日のことばかり思い出すことになります．

⑥過度の一般化

—昨夜は熟睡できなかったから，今日はすべてうまくいかない—

1つのネガティブな出来事をもとにして，すべてのことがネガティブである，というように考えることです．このような自動思考がある場合は，「今日はすべてうまくいかない」と考える根拠として，1つの事実である「今朝の目覚めが悪かったから」，「昨夜は熟睡できなかったから」に注目しすぎることがあります．

⑦“べき”思考

—1日8時間は熟睡するべきだ，さもないと…になってしまう—

物事を，“どうあるべきか”という視点から考えることです．“べき”思考をして，ルールを守れなかったときに，患者さんはどのようになってしまうか，どんなことが起きると考えているかを質問して自動思考を明らかにします．

このように，状況・出来事，気分，自動思考を通して，どのような状況のときに，どのようなことを考え，どのような気分になったのかという流れを追うことで，患者さんの考え方のプロセス，特徴が見えてきます．この後に続けて，自動思考を支持する根拠や，反証をあげて見比べることにより，患者さん自身が自動思考を現実に照らし合わせて検討し，バランス思考を導き出すことにつながります．次にその具体的な方法を解説します．

■自動思考を支持する根拠

なぜその自動思考が本当だと思えるのか，根拠をあげてもらうようにします．この欄を記入するポイントとしては，その根拠は患者さん自身の意見ではなく，客観的事実や経験を記入することです．

■反証

自動思考が完全には正しくないかもしれない，という根拠をあげてみるように促します．慣れるまでは以下の質問に答える形で反証をあげていくことを勧めます．

反証をあげるときに役立つ質問

・過去に，現在考えている考えや予想とは反する出来事が起きたことはありませんか？
・もし身近な人が同じような考えをもっているとしたら，あなたはどんな声掛けをしてあげるでしょうか？
・あなたがこのように考えていることを知ったら，身近な人はどんな声掛けをしてくれるでしょうか？
・あなたが元気なときだったら，どんな考え方をするでしょうか？

■バランス思考

最後に自動思考を支持する根拠と，反証の両方を考慮して，バランス思考を検討します．ここでは，バランス思考が，真実なのか，正しいのかということにこだわる必要はありません．重要なことは，自動思考とは違う考え方をしてみることによって，患者さんの気分が少しでも楽になり，より柔軟な行動をとれるようになれば，それはバランスのとれた思考ということになります．

■気分

最後にバランス思考のように考えてみたときの気分と気分の程度・レベルを，0（全くない）～100（最大）で記入してもらいます．そして自動思考が浮かんだときの気分との変化を見比べてもらいます．

治療者が，単に自動思考の偏りを指摘することや，反証やバランス思考を提案することだけでは，患者さんの慣れ親しんだ自動思考のパターンは変わりません．患者さん自身が，自動思考と客観的事実との照らし合わせを行い，考え方を変えることによって行動・気分がどのように変化するかを体験することが，気付きにつながります．治療者は患者さんの自動思考に理解を示し，そのように考える根拠や反証を問いながら，他の考え方がないか，現実と照らし合わせるとどうなるか検討を促すような質問をしていくことになります．

10 最後に

本稿では不眠患者さんへの，非薬物療法として，認知行動療法を中心に紹介しました．認知行動療法では，患者さん自身が自分の睡眠状況を客観的に把握して，最初は治療者と協力しながら不眠への対策を練っていき，最終的には患者さん自身で睡眠への対処ができるように支援していく方法です．

上記に述べた方法にとらわれすぎずに，患者さんの生活に合うように，患者さんの主体性を大切にかかわるようにすることが大切です．

参考文献

1）Spielman AJ, et al : A behavioral perspective on insomnia treatment. Psychiatr Clin North Am, 10 : 541-553, 1987

2）『The Insomnia Answer』（Glovinsky P & Spielman A, ed），A Perigee Book, 2006

3）Morgenthaler T, et al : Practice parameters for the psychological and behavioral treatment of insomnia : an update. An american academy of sleep medicine report. Sleep, 29 : 1415-1419, 2006

4）Schutte-Rodin S, et al : Clinical guideline for the evaluation and management of chronic insomnia in adults. J Clin Sleep Med, 4 : 487-504, 2008

5）Edinger JD, et al : Cognitive behavioral therapy for treatment of chronic primary insomnia : a randomized controlled trial. JAMA, 285 : 1856-1864, 2001

6）Irwin MR, et al : Comparative meta-analysis of behavioral interventions for insomnia and their efficacy in middle-aged adults and in older adults 55+ years of age. Health Psychol, 25 : 3-14, 2006

7）Voshaar RC, et al : Strategies for discontinuing long-term benzodiazepine use : meta-analysis. Br J Psychiatry, 189 : 213-220, 2006

8）Jacobs GD, et al : Cognitive behavior therapy and pharmacotherapy for insomnia a randomized controlled trial and direct comparison. Arch Intern Med, 164 : 1888-1896, 2004

9）『自分でできる「不眠」克服ワークブック　短期睡眠行動療法自習帳』（渡辺範雄/著），創元社，2011

〈古賀晴美，藤澤大介〉

2 ケーススタディでわかる認知行動療法

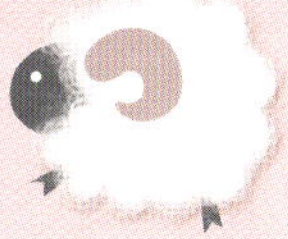

症例① Aさん（68歳　男性）

10数年前から不眠症状を自覚し，眠れないと翌日には歩く体力がなくなるのではないか，体が弱っていくのではないかと考え，不安に思っている．夜は24時ごろ布団に入り，ほとんど眠れず，朝は3時ごろにははっきりと目が覚めてしまう．しかし眠らないと体がだるいと感じるため，8時ごろまで布団で横になって過ごしている．「夜間1時間程度しか眠れずにいる．十分に休めないことで体が弱っていくのではないか．もっと眠れるようにしたい」という主訴で受診となった．

認知行動療法を継続してもらうために，治療の見通しと，現在は何のために何に取り組んでいるかを明確にして伝えることも必要です．不眠への認知行動療法の見通しとしては，睡眠日誌，ベッド上で過ごす時間の制限，睡眠指導を守ることで，大多数の方は2，3週の間に緩やかなペースで夜間の覚醒時間の減少が認められます．

治療者の役割は，患者さんが主体的に不眠の改善に取り組めるように支援をすることとなります．形式にとらわれ過ぎず，患者さんの主体性を大事にして協働していくことが大切です．

以下，4章-1**表2**に示した流れに沿った認知行動療法をみていきましょう．

1 セッション1—治療の説明と睡眠指導，睡眠日誌の活用

■不眠の仕組みの説明と認知行動療法の導入，睡眠指導

まずは不眠の仕組みと認知行動療法の理論的根拠を説明し，導入を行います．

Spielmanのモデル（4章-1**図1**）を用いて，慢性不眠に至る過程をふま

え，不眠の持続要因と関連づけて認知行動療法を案内します．慢性的な不眠を認知行動療法の理論（4章-1 図2）に当てはめ，睡眠を妨げるような考えや，必要以上にベッドで過ごす時間を増やすことや長時間の昼寝などの行動により持続していることを説明します．また，不眠の改善には，患者さんが積極的に治療にかかわってもらうことが大切であることを伝えます．

そして睡眠についての正しい知識を身に付けてもらうために，4章-1で解説した睡眠指導を行います．

■ベッド上で過ごす時間の制限，睡眠日誌の活用

ベッド上で過ごす時間を制限することの3つの目的（①ベッドと睡眠を結び付けるためベッドでの睡眠以外の行動を減らすこと，②起きている時間を長くし睡眠力を高めること，③睡眠-覚醒リズムを一定に整えること）を説明します．ベッド上で過ごす時間を制限するためには，4章-1 表3で示したルールを強調して伝えます．

そしてベッド上で過ごす時間を制限するために，睡眠日誌の記入法を説明し，患者さんの一日を通しての睡眠状況を宿題として記録してきてもらうように案内します．

2 セッション2—睡眠状況の確認とベッド上で過ごす時間の設定

Aさんの睡眠日誌では，寝付きが困難であることや，夜間に中途覚醒があり，合計で2～3時間しか眠れなかったということが記録されていました．治療者は，この睡眠状況が1週間持続している割にはAさんがしっかりと覚醒し話をされていることに違和感を感じました．そこで，睡眠状況を詳しく振り返ると，日中のテレビの内容を覚えていないことや，夜間に何をしていたのか覚えていない“失われた時間”があることにAさんと治療者は気が付きました．Aさんは「何となく覚えていない時間は，眠っていたのかもしれない」と驚いており，“失われた時間”を探すと一晩で6時間ほど眠っていることが共有されました．

治療者と睡眠状況を確認した後にAさんに記入してもらった睡眠日誌（図1）を参考に，ベッド上で過ごす時間の設定を行いました．注目する点は，総睡眠時間は平均381分（約6時間半）ですが，ベッド上で過ごす時間（総

睡眠日誌（昨晩の睡眠をつけましょう）	記入例	5/1（月）	5/2（火）	5/3（水）	5/4（木）	5/5（金）	5/6（土）	5/7（日）	
①昨晩，何時に床に入りましたか？	23：00	22：00	23：00	23：30	23：00	22：00	23：00	23：30	
②今朝，何時に床から出ましたか？	7：00	8：00	7：00	7：30	7：30	7：30	7：00	7：30	
③寝付くのにどのくらい時間がかかりましたか？（分）	50	40	50	40	40	40	40	40	
④夜中，何度目が覚めましたか？	3	2	3	3	3	3	2	2	
⑤夜中，全部でどのくらいの時間，目が覚めていましたか？（分）（いったん寝付いてから，朝，床を出るまで）	100	90	90	100	90	100	80	90	
⑥昨晩，お酒をどのくらい飲みましたか？	ビール 350 mL	なし	酎ハイ 350 mL	酎ハイ 350 mL	なし	酎ハイ 350 mL	なし	なし	
⑦今朝の気分はどうですか？（1＝最悪，2＝悪い，3＝どちらでもない，4＝良い，5＝非常に良い）	2	2	2	2	2	2	3	3	
⑧昨夜の睡眠はどうでしたか？（1＝最悪，2＝悪い，3＝どちらでもない，4＝良い，5＝非常に良い）	3	2	2	3	2	[illegible]	[illegible]	[illegible]	
⑨昨日，昼寝はしましたか？	14時から40分	なし	13時から30分	なし	なし	ら20分	[illegible]	[illegible]	
睡眠サマリー									平均
Ⅰ．総臥床時間（分）＝上の質問②から質問①を引く	480	600	480	480	510	570	480	[illegible]	514
Ⅱ．総睡眠時間（分）＝Ⅰ総臥床時間－（上の質問③＋⑤）	330	470	340	340	380	430	360	[illegible]	381.429
Ⅲ．睡眠効率（%）＝Ⅱ総睡眠時間÷Ⅰ総臥床時間×100	68.75	78.33	70.83	70.83	74.51	75.44	75.00	72.92	73.98
目標（○，△，×で評価しましょう）									
1．寝床に入る時間は24：00						×	○	△	
2．寝床から出る時間は7：00						△	○	△	
3．その他									
4．その他									

睡眠時間に比較してベッド上で過ごす時間が長い

ベッド上で過ごす時間を睡眠時間＋30分となるよう寝床に入る時間，出る時間を設定

「どうしても昼寝をするときは20分で目覚ましをかける」を追加

図1 ● Aさんの睡眠日誌

記入欄が空欄のものが巻末付録にあります．

リスト	対処方法
①パソコンの調子が悪い.	①明日，電気屋に電話してみる.
②お金がない.	①明日，今月の残っているお金を計算してみる. ②小さいことから節約する．ペットボトルのお茶ではなく，自分でお湯を沸かしお茶を作る.

図2 ● Aさんの心配の枠づけシート

臥床時間）は514分（約8時間半）となっていた点でした．睡眠時間は約6時間半とれており問題はなかったのですが，睡眠時間と比較してベッド上で過ごす時間が長いことが共有されました．Aさんの場合，ベッド上で過ごす時間を制限すると381分＋30分＝411分（約7時間）となり，その次に起床時間の相談をしました．Aさんは「日が昇らない内に一人で起きているのは嫌」とのことで，24時に寝床に入り，7時を起床時間というように決めました．

また布団に入ってから寝付くまでに時間がかかることがわかったため，リラクセーション法の1つである呼吸法の練習を行いました．

次回までの宿題は，睡眠日誌の記入，設定したベッド上で過ごす時間に合わせた睡眠リズムを実践すること，布団に入ったときに呼吸法を実施することとしました．また「どうしても昼寝をしたくなったときには目覚まし時計を20分にセットしておく」という取り決めを行いました．

3 セッション3—心配の枠づけ

まず前回のセッションの宿題の，不明点，難しかった点などの振り返りを行いました．するとAさんは「夜間布団に入ると色々な心配事が浮かんでくる，それにより睡眠が妨げられている」と話しました．そこで，治療者は心配の枠づけの技法を行うことにしました．治療者は，「根本的な解決をすることは誰でも難しいものです．問題は徐々に解決するため，対処法は今日できることで十分です」ということを伝えて，心配の枠づけをAさんと一緒に考えることにしました．Aさんは，夜間頻繁に浮かんでくる心配事と対処方法について図2のようにあげました．

次回セッションまでに，就寝時間に心配事が浮かんできたら，「眠る前の疲れている時間帯に問題を考えてもさっきよりもいい対処方法は浮かばないだろう．根本的な解決は難しくても，考えた対処法を明日やれば十分だ」と自分自身に言い聞かせるようにする，ということを宿題として決めました．また引き続き睡眠日誌を記入してくることとしました．

4 セッション4—思考記録表の活用（状況・出来事，気分，自動思考）

「不眠が続くと，"このままでは変になってしまう"，"病気になってしまう"などと悪いことを考えることが不眠の患者さんには多く認められます．このような考えによって日中の気分が害されたり就寝時に心配事が増えるような場合には，思考記録表が役に立ちます．思考記録表を用いることで，バランスのとれた考えをもち，睡眠や気分の改善につながるように手助けしていきます」と案内を行いました．

認知行動療法の概念図についてAさん自身の経験をもとに，考え，気分，行動，身体の項目を治療者と当てはめる作業を行いました（4章-1 図2）．Aさんは認知行動療法の概念図を見て，「確かに，こんなふうに考えると眠りにつけなくって，何をするわけでもないけど，焦ってしまう，気分も悪いね」と述べました．また，自動思考によって気分や行動が変化することについて理解された様子でした．次に思考記録表を記入することとしました．

治療者と一緒に，思考記録表の例示を見ながら，状況・気分・自動思考の欄を埋めていきました．必要に応じて，気分の欄は気分一覧表（4章-1 図6），自動思考の欄は4章-1「自動思考を探すときに役立つ質問」（140ページ）を用いて記入しました（図3）．

治療者から「こんな風に考えながら夜眠れずに過ごしていらっしゃるならばAさんが不安になるのも無理もないですね」と伝えると，Aさんはほっとしたような表情を見せました．

5 セッション5—バランス思考の検討

「今夜も眠れないに違いない」という自動思考を支持する根拠としてAさ

①状況・出来事	②気分（強さ：0～100）	③自動思考	④自動思考を支持する根拠	⑤反証	⑥バランス思考	⑦気分（強さ：0～100）
夜，1人で床について10分経過，起きている．	不安（80） 恐怖（90） 焦り（90）	今夜も眠れないに違いない． このまま眠れなかったらどんどん体が弱ってしまう． 明日は体力が無くなって歩けなくなってしまうのではないか．	夜5，6時間ほど眠ることができているけど，十分に眠れた感覚は少ない．	今夜眠れなくても，明日大事な用事がないなら明日ゆっくり眠ればいい．	十分には眠れた気はしないけれど，記録を見るとある程度は眠れている．	不安（50） 恐怖（50） 焦り（50）

図3 Aさんの思考記録表

記入欄が空欄のものが巻末付録にあります．

んは，「いつも眠れないから，今夜だって眠れないと思う」と言いました．治療者からは，自動思考を支持する根拠は，Aさん自身の意見ではなく，客観的事実，経験をあげていくことを説明しました．この点を考慮すると，「夜は5，6時間ほど眠ることができているけれど，十分に眠れた感覚は少ない」という根拠となりました．

治療者からAさんに，「一人で夜，悪い方向に考えているときは悪い方向を支持するような根拠ばかりあがってくると思いますが，少し気持ちが落ち着いて動揺していないときには違う根拠もあがってくるものです．今振り返ってみると，ご自身の考えが完全には正しくないかもしれない，という根拠を考えてみましょう」と伝えました．Aさんはすぐには反証が出てこない様子だったため，4章-1「反証をあげるときに役立つ質問」（143ページ）を参考にしながら，「例えば，親しい友人の方が“今夜も眠れないに違いない”という考えに悩まされているとしたらAさんはどんなふうに友人の方に声をかけるでしょうか？」と問いかけ，反証を追記していきま

①状況・出来事	②気分（強さ：0～100）	③自動思考	④自動思考を支持する根拠	⑤反証	⑥バランス思考	⑦気分（強さ：0～100）
夜，1人で床について10分経過，起きている.	不安（80） 恐怖（90） 焦り（90）	今夜も眠れないに違いない. このまま眠れなかったらどんどん体が弱ってしまう. 明日は体力が無くなって歩けなくなってしまうのではないか.	夜5，6時間ほど眠ることができているけど，十分に眠れた感覚は少ない.	今夜眠れなくても，明日大事な用事がないなら明日ゆっくり眠ればいい. 急に体が弱ることはないだろう. 一日中寝たきりなわけではないし，歩くことができなくなるほどではない.	十分には眠れた気はしないけれど，記録を見るとある程度は眠れている. ある程度眠れていれば，病院まで歩いてくることができている. 体の倦怠感はあるけれど，暫く起きて，歩いたりしていると気にならなくなるときもある. 長期間不眠の日々が続いたら体力は落ちるだろうが，明日すぐにどうにかなってしまうことはないだろう.	不安（50） 恐怖（50） 焦り（50）

図4 ● Aさんの思考記録表（完成）

した.

最後に治療者から，「自動思考を支持する根拠，反証を踏まえて，最初の自動思考と違った見方ができますか？ どのように考えると，気分が楽になったり，行動が変えられるでしょうか？」と質問をしました．Aさんは思考記録表のバランス思考の欄に図3のように追記し，そのように考えると気分が楽になることを実感でき，気分の得点が変化していました.

このセッションでの宿題は，睡眠日誌の記録を続けること，他2つの自動思考についても思考記録表を記入すること，としました.

以上で認知行動療法の要素を一通り実施しましたが，患者さん自身で睡眠の改善を続けるために，方法を定着するセッションを設けることが有効です．実診療では患者さんの理解度に合わせて，治療のペース配分を調整します．

6 セッション6—認知行動療法の定着の確認

前回までの宿題を振り返ると，思考記録表は図4のように完成しており，Aさんは思考記録表の記入もできるようになっていました．そして睡眠を邪魔する自動思考が頭に浮かんでくるときには，バランス思考を書いた小さなメモを見ることができるように工夫するようになっていました．治療者からは，「自動思考のように，考え方の癖が出てきたときに気付けて，対処できるようになってきましたね．これを続けていきましょう」と声をかけました．

〈古賀晴美，藤澤大介〉

確認問題

□第1問　〈古賀晴美，藤澤大介〉

認知行動療法について誤っているものはどれか

① 続発性不眠にも有効である
② 急性の不眠には有効であるが，慢性不眠に対しては薬物療法に効果は劣る
③ 慢性睡眠薬使用者の不眠に対して有効である
④ 宿題が重要である

□第2問　〈古賀晴美，藤澤大介〉

睡眠指導について正しいものを選べ

① 睡眠時間は７時間を目指す
② 就寝前の熱い風呂が有効である
③ 就寝前のコーヒーは避け，紅茶・緑茶などに変えるよう勧める
④ アルコールは熟眠感を減らす
⑤ 眠い眠くないにかかわらず，一定の時間に就床するようにする

解答と解説

第1問 正解②

第2問 正解④

第5章

色々な
不眠への対処
～こんなときどうする？

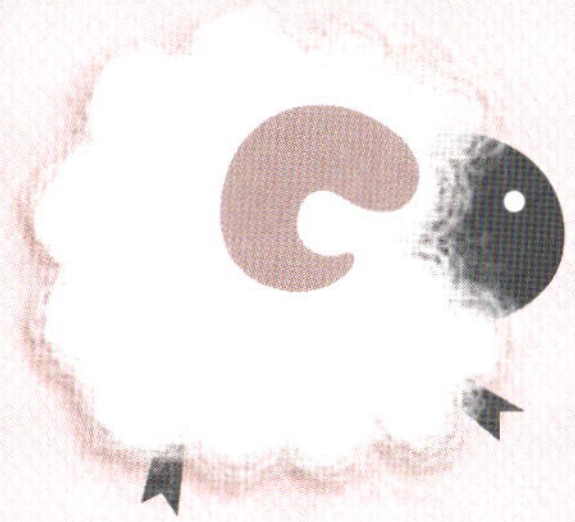

1 せん妄を発症する疑いがある場合

症例

70代　男性

肝がんの局所再発に対して，ラジオ波焼灼療法目的で入院した．自宅では身の回りのこと，金銭管理，買い物も自分でこなしているが，外来受診日をときどき間違えて別の日に受診をしたり，診察券を忘れることがあった．外来で説明したことを忘れて内服を間違えることもあった．前回，ラジオ波焼灼療法目的で入院をした際には，術後にせん妄となり，夜間に興奮したエピソードがあった．

治療内容の説明に訪床したところ，患者から「このところ寝付きがよくない．入院して枕が変わると全然眠れなくなるので，眠り薬を出してほしい」と依頼があった．

1 対応のポイント

高齢者の入院が増えるにつれて，不眠への対応を求められる機会も増えてきたのではないでしょうか．「眠れない」ので睡眠薬を処方したらせん妄になってしまった，このような薬剤が関係した医原性のせん妄の発症頻度は高く，施設内のせん妄の3割程度を占めると想定されています．特にベンゾジアゼピン系抗不安薬と睡眠薬はリスク因子としてあがる代表的な薬剤です．

臨床において一番迷うのが，認知症の診断まではいかない軽い認知機能障害が疑われるような場合，せん妄のリスクをどのように評価し，どのように対応をするか，という判断です．

この症例のように対応に迷う場合，まず考えるのはせん妄発症のリスク評価です．入院・入所においてせん妄を発症するリスクとしてあげられる

項目には，

①高齢（70歳以上）
②認知症
③脳器質疾患の既往（神経変性疾患，脳梗塞）
④運動機能障害
⑤多剤併用
⑥過去のせん妄の既往

など数多く指摘されています．そのうち，最も入院後のせん妄を予測する因子として強いのは，「過去のせん妄の既往」です．

その視点をもって，今回の症例をみますと，前回の焼灼療法時にせん妄を発症しています．さらに，70代であり，認知症の診断はついてはいないものの，「診察券を忘れる」「受診日を忘れる」など軽度の認知障害あるいは初期の認知症を疑うエピソードが既にとられています．今回も同様に焼灼療法後にせん妄を発症するリスクは高いとみなせます．

せん妄のリスクが高い場合，効果的な予防方法はまだ確立してはいませんが，いくつかの研究から，抗精神病薬の予防的な投薬により重症化を防げる可能性は示唆されています．臨床判断としては，患者への説明の後，睡眠薬の処方は避けて，鎮静催眠作用も期待できる非定型抗精神病薬を選択します．

処方例

クエチアピン（セロクエル®）25 mg錠　1回0.5～1錠　1日1回就寝前

御法度

「不眠だからとりあえず睡眠薬」，「不眠は約束処方で」のような安易な対応は御法度！

参考文献

1）『Delirium : Acute confusional state in palliative medicine』（Augusto Caraceni & Luuigi Grassi, ed），Oxford University Press, 2011
2）『これだけは知っておきたいがん医療における心のケア』（内富庸介，小川朝生/編），創造出版，2010

〈小川朝生〉

2 せん妄になってしまった場合

症例

70代　男性

肺腺がんに対して化学療法を施行するために入院中．化学療法施行後より，食欲不振が持続，倦怠感も続き臥床がちであった．化学療法施行後7日目から発熱があり，夕方からそわそわと落ち着きのない様子であった．入院時指示の不安時デパス®0.5 mg 1錠を服用させたところ，「ベッドの下が海になっている」と言い，夜間を通して興奮し続けた．翌日の日中は傾眠がちで過ごしている．今晩の対応について，病棟から主治医に相談がきた．

1 対応のポイント

臨床において，せん妄を発症する典型的なパターンです．せん妄の前駆症状を見落としたために初期対応を誤り，せん妄の発症に至りました．一度せん妄を発症してしまうと，認知機能の回復を図るための治療を行う必要が生じます．

せん妄を発症した場合には，まず

①せん妄の原因を探索する

②原因となる要因のうち，介入・補正が可能な要因は補正を図る

ことを進めますが，入院中の場合にはほとんどの場合に

③症状に対して抗精神病薬による治療を行う

こともあわせて行います．

この症例をみますと，70代とせん妄のリスク（5章-1参照）をもつ患者が，入院をして食欲不振・脱水を生じたところに，発熱と薬剤が重なり，せん妄を発症したと考えられました．

原因としては，①感染，②脱水，③薬剤（チアノジアゼピン系薬剤であ

るデパス®）があげられ，感染に対してはフォーカスと原因菌を検索した後に抗菌薬の投与，②脱水に対しては経口の補液を進め，③関連する薬剤を中止（この場合はデパス®）にしました．あわせて，せん妄に対して抗精神病薬を開始し，少量から漸増し，必要量を見積もることになります．

同時に重要なのが家族への説明です．家族は今まで普通に会話ができていた患者ができなくなったことに動揺すると共に，どのように接していいのかわからず戸惑います．家族の動揺に配慮をしつつ，原因と治療を中心に今後の見通しを含めて説明します．

家族への説明のポイント

- 家族にせん妄とその原因，治療について説明し，家族の不安を解く（特に精神病や認知症になったのではないことを説明する）．
- 家族の苦労をねぎらう．休養を勧める．
- 家族が介護を抱え込みすぎていないか，疲弊していないか確認する．
- 家族の積極的なかかわりを促す．かかわり方に関する不安を解く（側に親しい人がいるだけでも患者が安心すること，幻視や妄想に無理にあわせなくてよいこと）．

2 家族への説明例（せん妄の説明）

- 今のように，つじつまの合わないような話をされたり，見えてもいないようなものが見えているような状態をせん妄と言います．これは熱が出たり，体の水分が足りないといった体の状態をきっかけに，脳機能がうまく働かなくなった状態です．ぼーっとしてうつらうつらしたり，夜になると混乱して落ち着かなくなったりします．夢と現実が混ざったような夢うつつのような状態です．
- これは体の症状の1つであり，呆けてしまったとか精神病になったわけではありません．「こころの持ち方」とか「気が弱い」から出てしまう症状でもありません．あくまでも体の病気からきているものです．
- 治療のために入院されている方の場合，2～3割くらいの方が，この症状で困ったり，悩んだりされます．決してまれなことではありません．

せん妄のきっかけになった物事にだけ注目して治療するのは御法度！

薬でせん妄になったら薬だけ中止すればよい，のではなく，必ずせん妄の原因を全身くまなく検索することが必要です．

〈小川朝生〉

3 薬剤に依存的な場合

症例

糖尿病の治療にて内科に通院中の48歳の女性患者である．高校3年生の娘が喫煙で停学処分を受け，さらに夫が勤務する会社の経営が傾くなど，心労が重なって不眠が続くようになった．内科主治医に相談をしたところトリアゾラム（ハルシオン®）0.25 mg1錠が処方され，以後はよく眠れるようになった．やがて娘もすっかり落ち着きを取り戻して高校を卒業し，夫も無事に転職が決まった．

不眠が改善したため，主治医はトリアゾラムの内服中止を提案した．ところが，患者は「もう大丈夫かなと思って試しに何度か飲まなかったら，朝まで一睡もできなかった．薬を止めるのは不安だし，むしろ効き目が弱くなってきた感じがある．もっと薬を増やして欲しい」と執拗に訴えてきた．

1 対応のポイント

この症例のように，**ベンゾジアゼピン系薬剤によって本来の不眠症状は改善しても，内服を中止すると離脱症状や反跳性不眠が出現するため，なかなか断薬に踏み切れないケースはしばしば経験されます．**それらの多くは，医師に相談なく自らの判断で薬剤を中止し，それによって種々の症状が出現したことで「やっぱり薬は止められないもの」という思い込みにつながっているようです．

この症例では，患者さんに薬剤の精神依存および身体依存が形成されています．精神依存とは，薬剤の精神的な効果に依存するもので，強い心理的欲求が生じます．また，身体依存とは，耐性が形成されることにより薬剤を中止すると種々の身体症状（離脱症状）が出現するものです．ベンゾジアゼピン系薬剤はこの両方を有しており，直接的に強い快楽をもたらすようなものではないため処方する側としてひどく過敏になる必要はないのですが，そのなかでも依存性に関して注意すべき薬剤があることは知っておくべきです．この症例で処方されたトリアゾラムは，超短時間作用型のベンゾジアゼピン系薬剤です．切れ味がよく，「朝すっきり起きることができて飲み心地がいい」と患者さんからの評価はよいのですが，依存性が強いため，処方については慎重に行うべきです．**ベンゾジアゼピン系薬剤は非ベンゾジアゼピン系薬剤に比べて依存が形成されやすく，またベンゾジアゼピン系薬剤のなかでも半減期が短い薬剤ほどその傾向が強いため，それを踏まえたうえで薬剤選択を行う必要があるでしょう**[1)]．

推奨される対応として，**まずベンゾジアゼピン系薬剤の処方を開始する際に，その目的および内服期間などをできるだけ明確にして患者さんと共有し，また将来の減薬スケジュールについても話し合っておくことです．**ベンゾジアゼピン系薬剤は常用量依存が懸念される薬剤であり，常用量内で処方していても依存が形成されることがあります．また，離脱症状や反跳性不眠は1カ月以上服用すると形成されやすくなります．それらを考慮すると，長期間にわたって漫然と処方することはなるべく避けるべきです．具体的な薬剤の減量方法として，漸減法や隔日法があること，また短時間型の薬剤であれば長時間作用型のものへスイッチングする方法があることなどを伝え，医師のみならず患者さん自身による急な内服中止を避けることも大切です（1章-4参照）[2)]．

御法度

・アルコールとの併用
・依存形成が疑われる患者に対して，長期処方を行うことは御法度！

多幸感などを得る目的で，ベンゾジアゼピン系薬剤とアルコールが併用されることがあります．それによってベンゾジアゼピン系薬剤への依存傾向が強くなるケースもしばしばみられますので，処方を開始する際には患者さんに内服期間中の飲酒を禁止するべきです．

また，依存形成が強く疑われる患者さんに対しては，長期処方を行わないことが重要です．紛失したなどとして短い間隔で受診を繰り返すケースもあり，そのような場合には毅然とした態度で投薬を断るべきです.

参考文献

1）石郷岡純：ベンゾジアゼピン系睡眠薬の副作用と処方上の留意点.『臨床精神医学講座13 睡眠障害』(太田龍朗，大川匡子/編)，p148-158，中山書店，1999

2）『睡眠障害の対応と治療ガイドライン第2版』(睡眠障害の診断・治療ガイドライン研究会，内山 真/編)．p116-121，じほう，2012

〈井上真一郎〉

4 過量服用の既往がある場合

症例

下肢骨折の治療にて整形外科に入院となった23歳の女性患者である．他院精神科にも通院中で，詳細は不明だが，気分の落ち込みや不眠などのため抗うつ薬や睡眠薬の処方を受けているとのことである．入院当初よりイライラ感が強く，夜間大声で電話をしていたところを看護師に注意された際，「そんなルールは聞いていない」と激昂することがあった．他方，整形外科主治医にはさめざめと泣いて謝罪した．感情が極めて不安定で人によって態度を変えたりするため，看護師は対応に困っていた．そんな際，本人が夜間不眠を訴えて睡眠薬の追加を希望した．家族からの情報で，過去に交際相手とのトラブルから衝動的に向精神薬を過量服用した既往があることがわかった．

1 対応のポイント

この症例の主治医としては，まず精神科主治医と連絡をとり，精神科診断名やこれまでの治療経過などの情報を集めたり，対応についての具体的なアドバイスを得たりすることが大切です．入院期間が短いからなどと考えて連絡を怠り，結局本来の治療に支障をきたすほど難渋するケースもあるため注意が必要です．

特に，この症例では，本人の訴えだけで判断すると「うつ病だろう」と見当をつけてしまいがちです．医師のなかでも誤解が多いのですが，抑うつ症状を認める疾患はうつ病だけではありません．抑うつ症状イコールうつ病，ではないのです．うつ病か他の疾患なのかによって治療だけでなく対応のしかたが違ってくるのは言うまでもありません．

この症例は，うつ病ではなくパーソナリティ障害の患者さんです．過去の過量服用については，うつ病に多くみられる持続的で明確な希死念慮からの行動ではなく，周囲とのトラブルなどを契機とした衝動行為であり，パーソナリティ障害にみられる自傷行為の1つと考えられます．**パーソナリティ障害の患者さんはしばしば薬剤をため込んで過量服用するため，その可能性を十分考慮したうえで薬剤の処方は必要最低限でかつ適正使用（常用量内）にすべきです．**入院中の場合には，医療者で薬剤の管理を行うことも検討しましょう．

20世紀後半になるまで，睡眠薬の主流だったのはバルビツール酸系という薬剤です．依存性や呼吸抑制など重大な副作用が極めて多く，過量服用による事故死や自殺のリスクが高いことが指摘されていました．

現在臨床で多く用いられている睡眠薬はベンゾジアゼピン受容体作動薬で，比較的安全性が高く，過量服用があっても薬剤の直接的な毒性が原因で致死的になる可能性は低いとされています．ただし，中枢神経系に影響を及ぼす薬剤などと併用することや，過量服用後の誤嚥や溺水などにより死に至ることもあるため，直接的な関与はなくとも，その処方については十分注意が必要です．

御法度

必要以上の薬剤（種類・量）を処方することは御法度！

既に述べたように，特にパーソナリティ障害の患者さんなどで過量服用の既往がある場合，処方する薬剤については必要最低限でかつ適正使用に努めることです．患者さんが薬剤の追加を希望しても，その必要性を十分に検討し，時には毅然とした態度で臨むことが大切です．また，過量服用を想定し，その際に重篤な副作用が危惧される薬剤をできるだけ避けけて処方するという視点も重要と思われます．

〈井上真一郎〉

5 昼夜逆転している場合

症例

17歳　女性．高校生

元来の睡眠時間は8時間程度で，朝起きることが苦手だった．夏休みが終わってから，目覚まし時計を複数用意しても昼ごろまで起床できなくなり，心配した家族が起こそうとしても起きられず，家族の声かけには返事はするものの返事をしたことを覚えていない，という状態が続いた．一方，夜は眠ろうとしても眠れないので，朝4時ごろまでパソコンで作業をしている状態にもなっていた．1カ月程度経過したが睡眠覚醒パターンに変化がなく学校も遅刻の状態が続いたため，かかりつけの近医を受診した．入眠時刻を午前1時ごろにして入眠時には寝室を真っ暗にするよう指導を受け，入眠直前にはブロチゾラム（レンドルミン®）0.25 mgが処方されたが，全く睡眠導入の効果はなく，結局朝4時ごろまで起きている状態が続いている．

1 対応のポイント

昼夜逆転の状態では精神疾患の併存が非常に多くみられます．この場合に下記にあげるような精神疾患の併存がない場合における昼夜逆転の治療を試みると，治療的介入（純粋なリズム障害の治療ではしばしば叱咤激励して治療します）や治療自体（リズムの変更自体が心理的/身体的ストレス要因となるようです）が反治療的となり，また大きなストレス因となるためか，ほぼ確実に原疾患が悪化します．このため，併存する精神疾患の治療を優先し，原疾患が相当改善してから昼夜逆転の治療を行います．

精神疾患の併存がない場合，昼夜逆転の状態に対しては，①昼夜逆転の規則性，②睡眠時間の変動，③薬物療法に対する反応性，の3点を観察して対処を考えます．

睡眠相後退症候群（DSPS）などの概日リズム睡眠障害では，メラトニンリズムに関係なく睡眠できる健常人と異なり，メラトニンが低値では睡眠できない[1)]ことが示されています．DSPSは，①睡眠覚醒時刻が遅く生活に支障が出ている，②毎日の睡眠位相は大きく前進はしない，③午睡が少ない，④睡眠時間は一定で長め，⑤睡眠薬による睡眠位相の前進は困難である，ことが特徴で，“意図的な起床は困難でも不可能ではないが，意図的な入眠は不可能”になっています．症例はこのDSPSに当てはまると思われます．この場合には大脳皮質機能のみを抑制する目的でゾルピデム（マイスリー®）などα_1選択性の強い薬物の使用，メラトニンリズム自体に影響を与える目的でラメルテオン（ロゼレム®）の使用や光療法，などが試みられます．

第2に，高齢者や全身状態悪化の昼夜逆転では，メラトニン産生の低下により睡眠覚醒が不明瞭になっています．通常のベンゾジアゼピン系睡眠薬で加療すると，入眠機能が不十分な状態で，皮質機能の抑制と脱抑制状態を招来してせん妄状態が増悪する場合があり，症状増悪の場合は速やかに投薬を中止します．

第3に，休日の長時間睡眠と平日の睡眠の位相の後退するパターンが睡眠不足症候群でみられます．これは代償性の睡眠時間延長ですので，睡眠日誌の記録を観察しながら治療につなげます．

第4に，思春期以降の長時間睡眠では典型的なうつ病の診断基準には合致していなくても，非定型うつ病や季節性気分障害である場合が少なくありません．特に平日の長時間睡眠にかかわらず休日は覚醒可能な場合には，心因性の長時間睡眠を考えます．朝定時の起床を強く指導することが有効な場合があります．

最後に，慢性的な過量の睡眠薬服用で不規則な昼夜逆転が起こることがありますが，急激な薬剤の減量は逆に薬物増量を招くことも多く，注意が必要です．

御法度

睡眠相後退症候群（DSPS）などのリズム障害を“不眠症”と診断し，入眠目的に睡眠薬を多量に処方することは御法度！

冒頭のような症例に対し，通常のベンゾジアゼピン系睡眠薬の増量や概日リズムと関連しない薬物を用いて早期入眠を試みようとすると，相当多量の薬物が必要となり，翌日まで確実に睡眠薬の効果が持ち越し，結局は「服薬直後はぼうっとするが，結局眠る時間が来るまで眠れず，翌日は眠くて動けない」という状態になりますので，通常の２～３倍程度まで使用して無効である場合，それ以上の睡眠薬を使用せず概日リズムの問題を疑うことが必要です．

参考文献

1）Uchiyama M, et al : Poor compensatory function for sleep loss as a pathogenic factor in patients with delayed sleep phase syndrome. Sleep, 23 : 553-558, 2000

〈中島　亨〉

6 夜勤に伴う不眠の場合

症例

症例1：39歳　男性，工場勤務

2交代制でほぼ夜勤（午後10時から午前8時）に専従．以前は夜勤を終え帰宅してから5～6時間眠れていたが，最近は入眠できず，入眠しても2～3時間で覚醒してしまう．眠れないので仕事に行っても集中できず，ミスが多い．

症例2：28歳　女性，システムエンジニア

普段の勤務は午前8時から午後7時ころまでだが，週に1回程度，サーバーのメンテナンスのため，夕方出勤して深夜勤務を行い，翌朝に帰宅する．以前は深夜勤務の際に2～3時間仮眠をとれていたが，最近は忙しくて仮眠の時間がとれない．深夜勤務を明けて帰宅してすぐに就寝しようとするが，仕事のことが気になることもあり，なかなか眠れない．

1 対応のポイント

ヒトは昼間に活動し，夜は休息する昼行性の動物です．したがって，いくら，生活が夜型に変化してきても昼間に睡眠をとることは難しく，交代制勤務や深夜勤務では不眠が生じやすくなります．しかしながら，こうした**交代制勤務や深夜勤務における不眠では，一概に「こうするべきという対応」はありません．**なぜなら，交代制勤務や深夜勤務といってもさまざまなパターンがあり，その患者の生活パターンが「夜型」か「朝型」か，不眠傾向など個人のもつ特性や加齢による変化，さらには家族と一緒に生活している場合にはその生活の音などの影響も考慮しなくてはならないからです．つまり，交代制勤務や深夜勤務の不眠では，睡眠や生体リズムの生理的な知見に基づく下記のような方法を呈示して，実践してもらったうえで，その患者に適した生活パターンを見つけ出すことが必要です．

■主な睡眠を勤務明け（日中）に確保する方法

夜間の勤務明け直後は，覚醒時間が長いことや体内時計として夜に近いことから，昼間の時間帯のなかでは睡眠を確保しやすい時間帯です．しかしながら，逆に勤務の直後はリラックスすることが難しいので眠りにくい場合もあり，さらにこの時間帯から長時間の睡眠をとると，その日が休日であれば，夜間の睡眠に支障が生じる可能性もあります．

■主な睡眠を勤務前（夜間）に確保する方法

勤務後の睡眠は疲労や眠気をある程度解消するような睡眠として短くしておき，夜間およびそれに近い時間帯に主な睡眠をとる方法です．この方法のメリットとしては特に連続した深夜の勤務の場合，勤務前に睡眠をとると，勤務中の眠気や疲労，注意力の低下を軽減させる効果があります．ただし，勤務前は緊張して眠りにくくなるタイプの人や，遅刻が不安な人では適しません．なお，**長時間の深夜勤務ではなるべく勤務中でも仮眠をとることが勧められます．**

睡眠薬を使う場合には，勤務前に睡眠をとろうとして服用すると，睡眠薬の影響で仕事のミスや事故につながる恐れがあるので，夜勤明けに睡眠を確保する場合あるいは休日のみに服用とします．

御法度

日中に睡眠をとる睡眠覚醒リズムを確立させるために睡眠薬を長期にわたって連続服用させるのは御法度！

あくまでも，睡眠薬は入眠を促し，睡眠を持続させる薬剤です．このため，睡眠薬の耐性や依存性などを考慮し，交代制勤務や深夜勤務による不眠でもなるべく短期および間歇的な服用を勧めるべきです．体内時計への調整作用があるメラトニンやメラトニン受容体作動薬（ラメルテオン）に関しても，ジェットラグ（時差ボケ）ではその効果は期待できますが，交代制勤務における不眠の場合に，その効果がジェットラグと同じように期待できるかどうかはわかっていません．さらに睡眠薬を使用する場合，短時間作用型の睡眠薬であっても勤務から６～８時間以上は離れていなければ持ち越し作用や健忘が懸念されるので，避けるべきです．

参考文献

1）谷口充孝，他：交替制勤務者の生活パターンと睡眠．日本医事新報，4270：109-110, 2006

〈谷口充孝〉

7 睡眠中にパニック発作を起こした場合

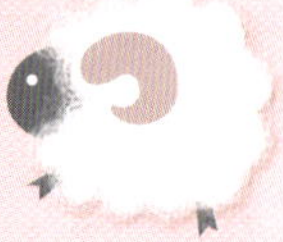

症例

特に既往歴のない29歳の女性患者である．職場で異動があり，不慣れな仕事ということもあって連日帰宅時間が遅くなっていた．そんなある日，通勤中に電車内で突然動悸を感じ，続いて発汗，体の震え，息苦しさなどを認めた．なんとか電車から降り，しばらく駅のベンチで休んでいた．身体の症状がおさまっても「死んでしまうのではないか」という強い恐怖感が続いたため，結局母親が駅まで迎えにきた．帰宅後も漠然とした不安が続いていたが，その日の夜中に目が覚めた際，昼間と同様の症状が起こり，再び強い恐怖感に襲われた．家族を起こして受診を強く訴えたため，家族とともに救急車にて近くの総合病院の救急外来を受診した．

1 対応のポイント

総合病院で当直をしていると，パニック発作のため救急外来を受診するケースはしばしば経験されます．多くの患者さんは病院到着時には既に発作がおさまっているものです．

以下にパニック発作に特徴的な症状を示します．

パニック発作

強い恐怖または不快を感じるはっきり他と区別できる期間で，そのとき，以下の症状のうち4つ（またはそれ以上）が突然に発現し，10分以内にその頂点に達する．

① 動悸，心悸亢進，または心拍数の増加

② 発汗

③ 身震いまたは震え

④ 息切れ感または息苦しさ
⑤ 窒息感
⑥ 胸痛または胸部の不快感
⑦ 嘔気または腹部の不快感
⑧ めまい感，ふらつく感じ，頭が軽くなる感じ，または気が遠くなる感じ
⑨ 現実感消失（現実でない感じ）または離人症状（自分自身から離れている）
⑩ コントロールを失うことに対する，または気が狂うことに対する恐怖
⑪ 死ぬことに対する恐怖
⑫ 異常感覚（感覚麻痺またはうずき感）
⑬ 冷感または熱感

〈文献1より〉

この症例のように，夜間にパニック発作を認めるケースはよくあります．大多数のパニック障害の患者さんは少なくとも一度は夜間のパニック発作を体験していて，患者さんの少なくとも1/3は夜間のパニック発作を繰り返すとされています[2)]．夜間のパニック発作と日中にみられるパニック発作とはほぼ同じ症状です．ただし，夜間に発作が起こることで「眠るとまた発作が出るのではないか」などといった恐怖感が出現し，不眠傾向が強くなるため注意が必要です．

パニック発作と診断した場合，治療薬としては抗不安薬の投与〔アルプラゾラム（コンスタン®，ソラナックス®）など〕を行います．症状が落ち着いたら患者さんに病状などの説明を行いますが，その際**「検査では特に異常はないので帰ってください」などと一方的に説明するのではなく，患者さんが抱えている不安に配慮し，パニック発作の可能性について明確に伝えるべきです**．パニック発作の場合，患者さんが初回の発作の際に病院でいかなる対応を受けたかは，その後の経過に大きな影響を及ぼします．病院での説明が不十分なままだと，「検査でも原因がわからない，何か重い病気にかかってしまったのではないか」といった恐怖感がさらなる悪循環を招くのです．そのため，**パニック発作について十分に説明を行い，効果**

的な治療法があることを伝え，精神科や心療内科の受診を勧めるのがよいと思います．不眠に対する薬物療法としては，ベンゾジアゼピン系薬剤〔ブロチゾラム（レンドルミン®）など〕が有効です．

御法度

十分に精査を行っていないにもかかわらず，患者の印象などからパニック発作と診断してしまうことは御法度！

パニック発作は呼吸器系症状のほか，心血管系症状，消化器系症状など，多くの症状を認めます．それゆえ，鑑別すべき疾患も多く存在します．患者さんの印象（「不安の訴えが強すぎる」「精神科受診歴がある」など）から安易にパニック発作と決めつけず，まずは慎重に症状の評価や精査を行い，背景にある身体疾患を見逃さないことが大切です．パニック発作は，身体疾患が否定された場合の，いわゆる除外診断であることを強調しておきたいと思います．

参考文献

1）『DSM-Ⅳ-TR 精神疾患の分類と手引（原題：Quick Reference to the Diagnostic Criteria from DSM-Ⅳ-TR, 2000）』（American Psychiatric Association/著，高橋三郎 他/訳），医学書院，2003

2）粥川裕平：精神疾患に伴う睡眠障害．睡眠医療，3：281-282，2009

〈井上真一郎〉

8 睡眠時無呼吸症候群の場合

症例

37歳　男性

主訴：昼間の眠気

現病歴：7〜8年前から家族にいびきと，睡眠中の無呼吸を指摘されている．同じ頃から日中傾眠の自覚があり，3カ月くらい前からデスクワークの最中や，食事中にも居眠りしてしまうようになったため，受診した．居眠り運転で交通事故2回．睡眠時間1〜9時．寝付きはよい．夜間中途で目覚めることはない．

生活歴：喫煙　20本/日　17年間．　飲酒　ビール　1,000 mL　週3回．

既往歴：特記事項なし

現症：身長168 cm，体重84 kg，BMI　29.7 kg/m^2．
小顎，下顎後退有り．扁桃肥大Ⅰ度．血圧　134/84 mmHg．

経過：強い日中傾眠と，家族によって目撃された夜間のいびき，無呼吸があることから，睡眠時無呼吸症候群が強く疑われたため無呼吸モニターを実施した．図1に結果の一部を示す．20秒程度の呼吸停止の間に胸郭の運動は残存しており，続いて動脈血酸素飽和度が低下していることがわかる．睡眠1時間あたりの無呼吸および低呼吸回数を示す無呼吸低呼吸指数（apnea hypopnea index：AHI）は78/時間であり，最低動脈血酸素飽和度は60%未満であったことから，重症の閉塞性睡眠時無呼吸症候群と診断した．治療として，nasal CPAP（continuous positive airway pressure）療法を開始した．終夜睡眠ポリグラフィ下にCPAP圧を調整し，10 cm H_2OでAHIは3.6/時間に改善した．現在は毎晩5時間以上使用されており，日中傾眠の自覚症状は消失している．

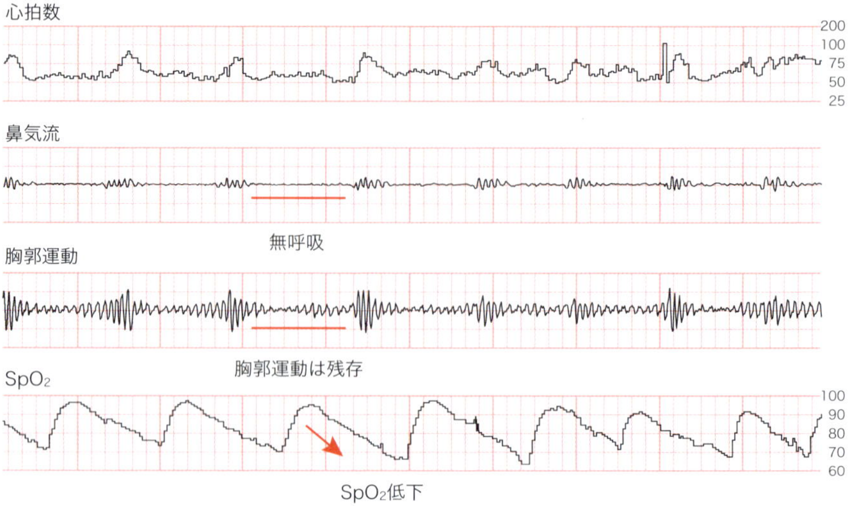

図1 ●夜間無呼吸モニター

夜間無呼吸モニターの記録のうち，5分間を抜粋したもの．
鼻の気流が20秒程度平坦化しており，無呼吸が繰り返されていることを示している．呼吸停止の間に胸郭の運動は残存しており，上気道閉塞による無呼吸であることがわかる．続いて，動脈血酸素飽和度（SpO_2）が低下し，呼吸の再開とともに回復している．睡眠1時間あたりの無呼吸および低呼吸回数を示す無呼吸低呼吸指数は78/時間であり，最低動脈血酸素飽和度は60%未満であった．

本例は，肥満傾向のある中年男性が強い日中傾眠の症状と，夜間睡眠中のいびき，無呼吸を家族に指摘されて来院した症例で，病歴から典型的な睡眠時無呼吸症候群と考えられます．

1 睡眠時無呼吸症候群とは

日常診療で遭遇する睡眠に関連する疾患で，不眠と並んで多いのが睡眠時無呼吸症候群です．睡眠時無呼吸症候群は中年以降の男性の4%，女性の2%に生じるとされている有病率の高い疾患であるために，不眠と合併して起こることもあります．近年では，睡眠時無呼吸症候群に対する啓発が進んだこともあり，患者さん自身がいびきや，日中の眠気を訴えて一般診療科を訪れることも多くなっていますので，睡眠を専門としない医師であっても睡眠時呼吸障害に対する一通りの知識は必要です．

睡眠時無呼吸症候群は，睡眠中に繰り返される上気道閉塞によって起こり，しばしば酸素飽和度の低下と脳波上の短期覚醒反応を伴うために，日中傾眠をきたす疾患です．気道閉塞は，肥満，小顎などによる上気道の解剖学的狭小化と，睡眠中の上気道開大筋群の筋緊張低下によって起こります．典型的には本例のように肥満を伴いますが，やせた患者さんでもみられることがあるので注意が必要です．喫煙や，アルコールの摂取も無呼吸のリスクとなります．睡眠中の呼吸異常は，終夜睡眠ポリグラフィなどの検査で10秒以上持続する換気の消失が無呼吸，換気の減弱が低呼吸と定義されています．睡眠1時間あたりの無呼吸・低呼吸の回数を無呼吸低呼吸指数（apnea hypopnea index：AHI）とし，AHI 5/時間以上で日中傾眠を伴う場合，もしくは日中傾眠の有無にかかわらずAHI 15/時間以上である場合に睡眠時無呼吸症候群と診断されます[1)]．

2 無呼吸の分類

睡眠中の無呼吸は気流停止の間における呼吸努力の有無により，閉塞性，中枢性，混合性の3つに分類されます（図2）．中枢性無呼吸では，気流停止の間胸郭，腹部の呼吸運動も消失しており，呼吸努力が消失していることを示しています．これに対して，閉塞性無呼吸では上気道閉塞を反映して呼吸努力が残存しており，典型的には胸・腹部が反対方向に動く奇異運動を認めます（図2の◀▶）．混合性無呼吸は，中枢性無呼吸で始まり，後半で閉塞性に移行するものですが，閉塞性無呼吸の亜型と考えられています．前述したとおり，睡眠時無呼吸症候群の原因は，ほとんどの場合上気道閉塞ですが，心不全や脳卒中などの重篤な内科疾患に伴って起こるチェーン・ストークス呼吸などでは中枢性無呼吸を繰り返すパターンを取ります．このため，上気道閉塞によって生じる通常の睡眠時無呼吸症候群を閉塞性睡眠時無呼吸症候群と区別して呼ぶ場合もあります．

3 睡眠時無呼吸症候群の症状・治療

ほとんどの睡眠時無呼吸患者にいびきがみられ，家族によって指摘されている無呼吸のエピソードなども典型的な夜間の症状としてあげられます．患者自身が無呼吸を自覚することは多くありませんが，高齢者では中途覚

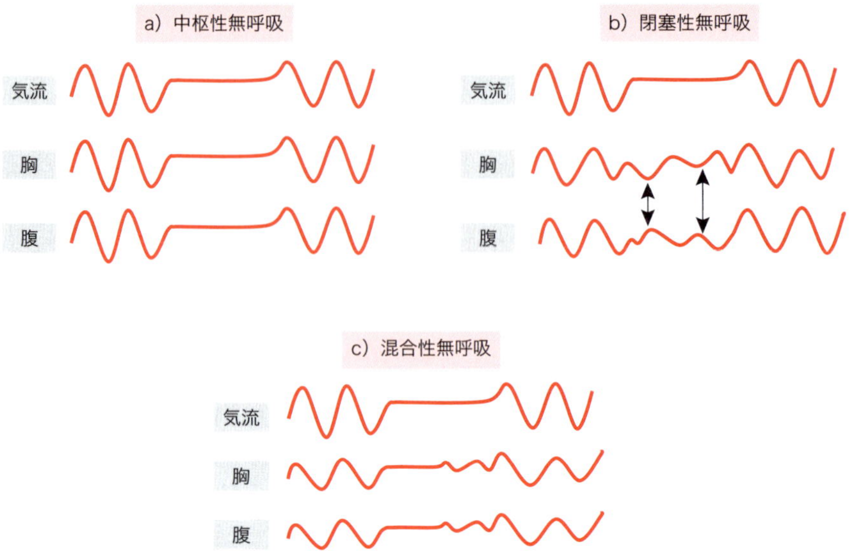

図2●無呼吸の分類

a）中枢性無呼吸：気流とともに，換気努力を示す胸，腹の運動が停止している．
b）閉塞性無呼吸：気流の停止の間，換気努力を示す胸，腹の運動が残存しており，上気道の閉塞による気流の停止であることを示している．胸・腹部の動きが逆方向になる奇異運動を呈することがある（◀▶）．
c）混合性無呼吸：中枢性の無呼吸で始まり，後半に閉塞性へと移行するもので，閉塞性無呼吸の亜型として扱うことが多い．

醒を訴えることが多いとされており，不眠の原因となりえます．また，夜間頻尿は睡眠時無呼吸患者でよくみられる症状であり，最初に泌尿器科などを受診することが多いため，注意しなければなりません．患者が夜間の呼吸困難を強く訴える場合は，心不全や喘息などの内科的疾患の鑑別が必要です．

睡眠時無呼吸症候群の患者では，繰り返される上気道閉塞によって覚醒反応が引き起こされ，睡眠が分断化されることにより，昼間の過剰な眠気が生じるとされています．呈示症例のように重症患者では食事中や自動車の運転中に居眠りすることがあり，社会生活上の影響も無視できません．

睡眠時無呼吸症候群の治療は，主としてnasal CPAPやマウスピースによる上気道閉塞の解除であり，日中傾眠などの自覚症状は通常速やかに改善します．nasal CPAP療法は，高血圧などの内科的合併症の予防や，生命予後の改善にも有効であることが明らかとなっており，本邦ではAHI 20/時間以上の患者に健康保険の適応があります．

御法度

不眠であれば睡眠時無呼吸症候群は除外できると考えてしまうのは御法度！

睡眠時無呼吸症候群に特徴的な傾眠と不眠とは一見対立する症状のように思われますが，最近の報告では睡眠時無呼吸症候群患者のうち21.9～50%に不眠の訴えがあるとされています．また不眠症患者のうち29～67%に睡眠時無呼吸症候群を合併しているとされており，両者の合併は高頻度であると考えられています．したがって，患者さんが不眠を訴えて来院した場合でも睡眠時無呼吸症候群を否定できるわけではありません．眠りに関する訴えがある患者さんには，一度は疑ってみるべき疾患であるといえるでしょう．特に，不眠の症状に対して薬物療法を行う場合，ベンゾジアゼピン系薬剤は無呼吸を悪化させる可能性があるため，不用意な処方に注意が必要です．催眠作用は強くありませんが，メラトニン受容体作動薬のラメルテオン（ロゼレム®）は睡眠時無呼吸症候群を悪化させません．nasal CPAPなどの適切な治療が既に行われている場合は，通常量の睡眠薬の処方は可能ですが，特に筋弛緩作用の少ない非ベンゾジアゼピン系睡眠薬〔ゾルピデム（マイスリー®）やゾピクロン（アモバン®）など〕は，比較的安全であると考えられます[2)]．

参考文献

1）『睡眠障害国際分類 第2版 診断とコードの手引』（米国睡眠医学会/著，日本睡眠学会診断分類委員会/訳），医学書院，2010

2）Wickwire EM, et al : Insomnia and sleep-related breathing disorders. Chest, 137 : 1449-1463, 2010

〈岡村城志〉

9 レストレスレッグズ症候群の場合

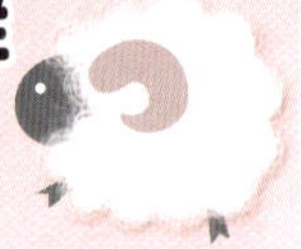

症例

71歳　女性

主　訴：途中で目が覚めて眠れない．

現病歴：10年前より高血圧にて近医に通院中．一人暮らしで日常生活は自立，ボランティアや趣味の会合に忙しく過ごしており，他に身体的な訴えはない．寝付きはいいが，眠ってから1時間半後位に目が覚め，トイレに行くようになった．再び眠ろうとすると寝付けず，じっとしているのがつらくて床から起き上がったりして，再入眠困難が出現した．足がだるい感じがあり，叩いたりしている．約2時間後にやっと再入眠している．近医で睡眠薬の処方を受けたり，腰のためかと思い，接骨院等にも通うが症状の改善が全くなかった．この症状はかれこれ20年は続いている．途中で起きて眠れないということと，足がだるいということを言うが，今一つ訴えの内容に一貫性がないようで病態がつかめない．

1 対応のポイント

まずレストレスレッグズ症候群という疾患を知っているか否かがポイントになります．不眠の訴えと足の症状の2点が結び付かなければ診断にはたどりつけません．レストレスレッグズ症候群は日本語でむずむず足症候群と称されていることもあり，足がむずむずします，と言われればすぐに疾患名が思いつきますが，実際の訴えは多彩です．問診が診断過程の大部分を占める疾患であることを意識し，誘導尋問にならないよう注意しながら聞き出すポイントをしっかりと押さえます．レストレスレッグズ症候群の4兆候は，①動かそうとする強い衝動，②休息中や安静時に増悪，③運動による軽減，④不快感は夕方や夜に強い，であり，これが診断基準になっています[1]．ただしこの診断基準そのままの表現で「足を動かしたくなりますか？」などyes or noで答える形で問診すると，レストレスレッグズ症候群症例を見逃したり，レストレスレッグズ症候群ではない症例をレストレスレッグズ症候群と診断してしまうので，流れに沿って，時には表現を変えて問診をすることが大切です．

上記症例の場合，実は訴え中に①②③④すべてが盛り込まれています．**だるい**，という表現で①を表しています．むずむずするという訴えもありますが，意外と他の訴え方，足がかあっと熱くなる，何とも言えない感じ，もぞもぞする，と多彩な表現が用いられます．そのためこちらからは「足はどんな感じがしますか？」と自由に述懐するように質問します．

じっとしているのが辛いは②の症状でもあり①も表しています．床に入ったときだけでなく，美容院や飛行機の座席で気持ち悪くなるということに気付いている場合もありますので，「どんなときになりますか？」というように質問します．

床から起き上がったり，足を叩いたりしている，は③を表現しています．「足の気持ち悪いのが出たらどうしていますか？」と聞くと，足をすりあわせる，マッサージしたり叩いたりする，と答えます．主に不眠を訴えていることから，④がわかります．「足が気になり出したのはいつごろからで，最初はどういうことで気付きましたか？」などと聞くと，初発時は夕方や夜のみ症状があることが多いです．入眠困難のみならず，実際は中途覚醒その後の再入眠困難を訴える症例もサーカディアンリズムの関係で多いです．

鉄代謝が関与している症例があるので一度は血清鉄とフェリチン値を測定し，血清鉄が低値の場合はもちろん，フェリチン値が50 ng/mL以下であれば鉄剤投与も考えます．レストレスレッグズ症候群の症状があればすぐ投薬ではなく軽症症例では，カフェイン，たばこ，アルコールなどの悪化因子を控える等の生活指導を行います．

本症例ではプラミペキソール（ビ・シフロール®）0.125 mg 1錠を21時に服用にて，症状は消失しました．

御法度

レストレスレッグズ症候群と診断し，投薬を開始しても症状が残存していると訴える場合に，安易な薬の増量は御法度！

不眠に対し，睡眠薬を安易に処方されている例が見受けられます．効果がないといえば，睡眠薬の種類変更や増量で対処されていることが多く，まずレストレスレッグズ症候群を念頭に置くことが重要です．反対にマスコミによるレストレスレッグズ症候群の報道のために，患者自ら「レストレスレッグズ症候群です．薬（2012年現在保険収載はビ・シフロール®，レグナイト®（ガバペンチンエナカルビル）を処方してください」という受診もあります．実際は他疾患（ニュロパチーやアカシジア，薬剤の影響等）のことも多いので，安易に処方することは避けるべきです[2]．レストレスレッグズ症候群の診断にドパミン製剤への反応が補助診断に使われることがありますが，迷う場合は専門医に委ねることが必要です．ドパミン製剤はレストレスレッグズ症候群患者であっても長期や過量投与でaugmentationといわれる症状発現時刻が早まるなどの症状の増悪を認めることがあり，この際にはドパミン製剤の増量は絶対に行ってはなりません．減量，他剤〔レグナイト®や適応外のクロナゼパム（リボトリール®）やガバペンチン（ガバペン®）等〕への変更が必要となります．

参考文献

1）Allen RP, et al : Restless Legs syndrome : diagnostic criteria, special considerations, and epidemiology. A report from the restless legs syndrome diagnosis and epidemiology workshop at the National Institutes of Health. Sleep Med, 4 : 101-119, 2003

2）Hening WA, et al : The four diagnostic criteria for Restless Legs Syndrome are unable to exclude confounding conditions("mimics"). Sleep Med, 10 : 976-981, 2009

〈大倉睦美〉

10 睡眠中に異常行動がみられる場合

症例

67歳 男性 168 cm 63 kg

現病歴：20年来クローン病にて治療中の患者．数年前から夜に大声を出す，ごそごそするなどと妻に言われていたが，本人は特に睡眠に困ることなく放置していた．1年前，妻を殴って妻が驚き，起こされた．その際には，夢の中で知らない男と殴り合いのけんかをしていた．そのこと以来，妻の方が同室で眠ることを怖がるようになり，寝室を別室にした．最近も夜中に大声を出していたようだ，と妻より指摘されることもあり，さらに寝室のカーテンを強い力でひっぱっている状態で覚醒し，この際も泥棒がいたので逃がすまいと泥棒をつかんでいる夢をみていた．入眠困難や中途覚醒，昼間の眠気などはないが，妻を殴ってしまったこと，夜間の声を指摘されることが辛い．どうしたものかと困っている．

1 対応のポイント

睡眠時の異常行動の訴えを聞いた際には，まず問診が重要となります．本人は行動や状況をよく覚えていないことも多いので，できればベッドパートナーの話を聞くことがより診断の近道になります．本症例では長年の疾患があり，身体・肉体的ストレスがある状況です．「精神的なものでしょう」と抗不安薬や睡眠薬が投与されることが多い状況ですが，安易にこれらの投薬を行うと，効果がある場合もありますが，せん妄の誘発等が起こることもあり注意が必要です．

患者の年齢も重要です．小児や若年者であればいわゆる睡眠覚醒移行障害である寝ぼけ（睡眠時遊行症など）が多く，中年以降の男性であればレム睡眠行動異常症を考えます．レム睡眠行動異常症は，レム睡眠中に起こる睡眠随伴症の1つです．通常レム睡眠中は抗重力筋の筋緊張の抑制が起こり，動けないようになっていますが，レム睡眠行動異常症においては筋緊張の抑制が欠如するために夢内容に一致した行動が出現します．レム睡眠行動異常症の特徴として，50～60歳代の発症が多く，80％以上が男性，夢内容として暴力的な行動に結びつきやすい“泥棒が入っていたので戦っていた”“動物が出ていて追い払おうとしていた”などがよくみられます．行動や大声などでベッドパートナーが起こした際や，行動にてベッドより転落し痛みで覚醒した際に，夢想起が可能であることが多く，通常再入眠可能で，起床時に睡眠不満を訴えることはあまりありません．夢内容が好ましいものではなく，恐怖を覚えるものが多いため，精神的な問題ではと心配して来院することもあります．さらに実際に睡眠中の行動により受傷や骨折等をきたし救急で搬送されることもあります．

2 他疾患との鑑別

問診のポイントは，発語や行動ののち，覚醒がスムーズであるか，夢内容の想起が可能か確認することです．睡眠中の異常行動を訴えた場合，薬剤やアルコールの関与を必ず鑑別すべきであり，他に夜間睡眠中のてんかん発作や閉塞性睡眠時無呼吸症候群に伴う覚醒反応が引き起こす発声などの鑑別を行うには終夜睡眠ポリグラフィ検査が必要です．本症例では終夜睡眠ポリグラフィ検査を行い，筋緊張抑制の欠如したレム睡眠を認め，この際に上肢を床上で動かしていたため，レム睡眠行動異常症と診断されました．治療薬として，クロナゼパム（リボトリール®）0.5 mg 1錠を眠前に服用し，睡眠中の行動を指摘されることはなくなりました．

レビー小体型認知症やパーキンソン病，多系統萎縮症の初期症状としてレム睡眠行動異常症がみられることが知られており，神経学所見や高次機能にも注意を払う必要があります．さらにはアルコール飲用が悪化の原因になることがあり，中止減量で症状が改善することがあります．

御法度

睡眠中の行動＝せん妄と考えるのは御法度！

入院中の患者で夜間せん妄と間違われることも多いので，看護師よりの情報をよく聞くことが大変有用です．レム睡眠行動異常症＝投薬ではなく，頻度や激しさを見極めたうえで投薬します．閉塞性睡眠時無呼吸症候群のある症例ではクロナゼパムによる増悪の可能性もあるので注意が必要です．

〈大倉睦美〉

11 睡眠薬服用後に車を運転する場合

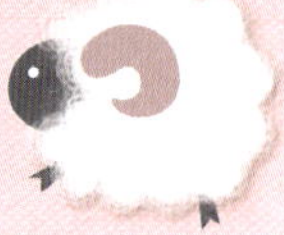

症例

58歳　男性

用事があり午前5時に起床するため，かかりつけ医から不眠時に処方されていたブロチゾラム（レンドルミン®）0.25 mg 1錠を午前0時に服用したが入眠できないため，午前2時にブロチゾラム1錠を追加服用した．午前5時に起床し，眠気は多少感じていたが，車を運転．運転中に居眠りを生じ，あぜ道から田んぼに転落した．幸い，軽い外傷ですんだが，睡眠時無呼吸症候群やナルコレプシーなどの睡眠関連疾患を心配して，睡眠の専門外来を受診した．普段は眠気の自覚はなく，激しいいびきの指摘はない．

1 対応のポイント

日中の眠気には睡眠不足，疲労，薬剤，睡眠時無呼吸症候群など睡眠関連疾患など多くの要因が絡んでいることが多く，居眠り事故を生じた場合に，その原因を究明することは困難ですが，この患者さんの居眠り事故は睡眠薬の服用が原因と考えてよいでしょう．症例の患者さんが服用したブロチゾラムだけでなく睡眠薬の添付文書には，「睡眠薬の影響が翌朝以後に及び，眠気，注意力・集中力・反射運動能力などの低下が起こることがあるので，自動車の運転など危険を伴う機械の操作に従事させないように注意すること」と記載されています．

睡眠薬には自動車の運転に影響を及ぼし，ベンゾジゼピン系薬剤を服用した場合には交通事故が増加することや[1)2)]，さらには短時間作用型で筋弛緩作用の少ない非ベンゾジゼピン系のゾピクロン（アモバン®）を服用した患者でも交通事故が4倍になるという報告もあります[1)]．またこれまで，非ベンゾジアゼピン系の超短時間作用型の睡眠薬のゾルピデム（マイスリー®）では車の運転には支障が少ないと考えられてきましたが，最近の研究報告からは，ゾルピデムやメラトニン受容体作動型のラメルテオン（ロゼレム®）でも，薬剤を服用した翌朝においても運転に対するリスクのあることが報告されています[3]．すなわち，患者さんの生活も考えると辛いのですが，超短時間作用型を含めすべての睡眠薬に関して，添付文書の記載どおり，睡眠薬を服用した翌朝では自動車の運転に気を付けてもらわなくてはなりません．

症例の患者さんでは臨床用量を超える睡眠薬を服用したことや，睡眠薬を追加服用してから車を運転するまでの時間が短いことが居眠りに結び付いたと考えられます．睡眠薬を服用してからどの程度の時間，運転を回避すればいいのかその判断は難しいですが，少なくとも朝早くの車の運転は禁止するべきでしょう．また，薬理的には超短時間作用型の睡眠薬の方が中・長時間作用型の睡眠薬に比べて車の運転に支障の生じる時間がより短いと考えられますが，超短時間作用型であっても睡眠薬の血中濃度の推移には個人差が大きく，長期間影響が残存する可能性もあるので注意が必要です．

御法度

車を運転するまで数時間しかないからといって，少しでも睡眠時間を増やそうと睡眠薬を服用するのは御法度！

睡眠薬の残遺による眠気だけでなく，睡眠時間が短いと事故のリスクを増加させ，相乗的に交通事故が生じやすくなります．特に慢性的な睡眠不足の患者さんでは眠気を自覚していない場合もあり注意が必要です．

参考文献

1）Barbone F, et al : Association of road-traffic accidents with benzodiazepine use. Lancet, 352 : 1331-1936, 1998
2）Neutel CI : Risk of traffic accident injury after a prescription for a benzodiazepine. Ann Epidemiol, 5 : 239-244, 1995
3）Mets MA, et al : Next-day effects of ramelteon(8 mg), zopiclone(7.5 mg), and placebo on highway driving performance, memory functioning, psychomotor performance, and mood in healthy adult subjects. Sleep, 34 : 1327-1234, 2011

〈谷口充孝〉

確認問題

□第1問 〈小川朝生〉

以下の記載のなかで誤っているものはどれか

① せん妄のリスクを考えるうえで，最大のリスクファクターは過去のせん妄の発症である
② せん妄の発症のリスクとなる薬剤は，オピオイド，ベンゾジアゼピン系抗不安薬・睡眠薬，ステロイド，抗コリン薬である
③ せん妄のリスクを下げるために，超短時間型ベンゾジアゼピン系睡眠薬を使用するのがよい
④ せん妄のリスクを判断するうえで，日常臨床のちょっとしたエピソードは重要な情報となりうる

□第2問 〈小川朝生〉

以下の記載のなかで正しいものはどれか

① 抗不安薬を使用したところせん妄になった．薬剤をとりあえず中止して様子をみた
② せん妄を発症したが興奮していないので，そのまま様子をみた
③ 家族が動揺するので，せん妄の説明はしない方がよい
④ せん妄に対する抗精神病薬の投与は少量から漸増する

□第3問 〈井上真一郎〉

42歳女性．不眠のため2年間にわたってエチゾラム（デパス®）1 mg1錠を就寝前に内服している．

睡眠コントロールは良好に経過しており，薬剤の減量・中止を考えている．減薬スケジュールとして，以下のうち推奨されるものはどれか？

① トリアゾラム（ハルシオン®）に置換する
② 早めの減薬が望ましいため，薬剤を中止する
③ まずは0.5 mg1錠での内服を勧める
④ 睡眠衛生についての教育（睡眠指導）を行う

□第4問 〈井上真一郎〉

ベンゾジアゼピン系薬剤の使用について，以下のうち依存形成のリスクが高いものはどれか？

① 多剤の併用

② 長時間作用型薬剤の投与

③ アルコールの併用

④ 長期間にわたる投与

□第5問 〈井上真一郎〉

次の各々の精神疾患において，過量服用に至る経緯として典型的なものはどれか？

① 統合失調症……自己評価の低さから衝動的に過量服用をする

② うつ病……著明な抑うつ気分と希死念慮を認め過量服用をする

③ パーソナリティ障害……幻聴に伴って過量服用をする

□第6問 〈中島　亨〉

昼夜逆転の患者で概日リズム睡眠障害を示唆する所見はどれか

① 休日のみの長時間睡眠

② 平日のみの長時間睡眠

③ 睡眠薬を増量しても入眠しない

④ せん妄状態の出現

⑤ 20歳代以降に突然出現してきた長時間睡眠

□第7問 〈谷口充孝〉

夜間勤務や交代制勤務に伴う不眠の患者へのアドバイスとして適切なのはどれか

① 夜間勤務を終え帰宅する際は，できるだけ日光を浴びる

② 日中の睡眠は中途で覚醒しやすいので，勤務前の睡眠では長時間作用型の睡眠薬を服用して睡眠をとる

③ 日中に睡眠をとる場合，体内時計と同調を考え，カーテンを開けて眠るよう

に指導する

④ 眠気を防止するため，夜勤の終了2～3時間前にカフェイン飲料をとるように指導する

⑤ 夜勤明けに眠りにくい場合，夜間明けの睡眠は短時間でとどめ，その晩に早く就寝することを試してもらう

□第8問 〈井上真一郎〉

夜間睡眠中のパニック発作については，種々の疾患との鑑別が必要なことがある．

「45歳男性．夜中に急に覚醒し，動悸や息苦しさを感じた」という症例において，以下を鑑別するにあたって，各々の特徴を簡潔に述べよ．

① パニック発作

② レム睡眠行動異常症（REM sleep behavior disorder：RBD）

③ 呼吸器疾患

④ 心血管系疾患

⑤ 閉塞性睡眠時無呼吸症候群

⑥ 夜驚症

□第9問 〈岡村城志〉

頻回の中途覚醒と日中傾眠，いびきを訴えて来院した患者に対して，終夜睡眠ポリグラフィを行ったところ，無呼吸低呼吸指数（AHI）60/時間であった．治療として正しいものはどれか

① nasal CPAP療法を行う

② 不眠が続く場合は就寝前にアルコールの摂取を勧める

③ 患者の不安感が強い場合はまず眠前にジアゼパムを処方する

□第10問 〈大倉睦美〉

70歳女性．10年前より両足の膝から下がもぞもぞしている感じが出て寝付きが悪くなった．床から出て歩きまわり，2時くらいになってやっと入眠という日もあった．むずむず足症候群の記事を読み，近医にて相談，ドパミンが効くと書いてあったと話すとメネシット®（l-dopa＋calbidopa）を処方され

た．効果はあったが１錠では症状が残存，２錠に増量その後も増量となり今は夕食後に１錠寝る前に２錠服用している．最近昼過ぎにもじっとしていると足が気持ち悪い，就寝時お腹のあたりも気持ち悪いと受診．正しい対応はどれか？

① 昼間も症状が出ているので昼食後にも服用を追加する
② 夜間の症状の増悪がみられるので，夕食後の投薬量を増やす
③ augmentationと考えられるので，メネシット®は中止の方向で他剤に変更する

□第11問 〈大倉睦美〉

既往歴の特にない70歳男性．胸部Ｘ線にて異常陰影指摘，外来にて諸検査ののち肺がん疑いにて検査入院中．入院翌日，看護師より午前１時過ぎに「ワー」と大声を出し，ベッド柵をたたいたため同室者よりナースコールがあったと報告．看護師が部屋に行くとベッド上に座っており，眠るように促すと患者は「すみませんでした」とはっきりと対応し，入眠したと報告．正しい対応は？

① せん妄と考えられるので精神科に相談し，危険であるので鎮静を考慮する
② 現在まで同じようなことがなかったか，今回何か夢をみていなかったなど確認，家人にも確認したうえで必要があれば投薬を考える
③ 検査や病気への不安が強いと考えられるので抗不安薬を処方する

□第12問 〈谷口充孝〉

下記の記載のうち誤っているのはどれか

① 超短時間作用型の睡眠薬であっても翌朝の運転には注意が必要である
② 中・長時間作用型の睡眠薬を服用する場合には長時間にわたって車の運転に注意する必要がある
③ OTCの睡眠薬〔抗ヒスタミン薬：ジフェンヒドラミン（ドリエル®）〕であれば，翌朝の車の運転には支障がない
④ 睡眠薬の開始や増量時には，特に車の運転には注意する
⑤ 徹夜をして車の運転をすることは酒気帯び運転に匹敵する車の運転の障害を生じる場合がある

解答と解説

第1問 正解③

① ○

② ○

③ × ベンゾジアゼピン系睡眠薬はリスク因子である．また，超短時間作用型は中・長時間作用型よりもリスクが高い．

④ ○ 例えば，夕方になるとソワソワとしたり，落ち着かなくなるなど．

第2問 正解④

① × 主要な要因が薬剤であっても，全身検索は必須である．

② × 低活動性せん妄（興奮が目立たないせん妄）であっても，その30～40%が過活動性せん妄に移行すると言われている．同じように抗精神病薬による治療が必要．

③ × 家族の動揺を減らすためにも積極的な説明・情報提供が必要．

④ ○

第3問 正解③④

① × 置換する際は，より半減期の長い薬剤に切り替える．

② × 急な中止により離脱症状や反跳性不眠が出現することがある．

③ ○ 漸減が望ましい．

④ ○ 減薬とともに睡眠衛生についての教育（睡眠指導）を進めてゆくことが重要である．

第4問 正解①③④

② 短時間作用型薬剤に比較し，長時間作用型は依存が形成されにくい．

第5問 正解②

① × 統合失調症の場合，幻覚や妄想などの病的体験に基づいて過量服用することが多い．例えば，「死んでしまえ」などという幻聴に左右さ

れて行動を起こしてしまうといったことがある．ただし，統合失調症でも経過中に抑うつ状態をきたすことは多く，活発な病的体験に伴って抑うつ気分を認めたり，病状が回復した際に病識を得ることにより『こんな病気になってしまった』などといった思考に至って絶望感が強くなることもあるため，十分注意が必要である．

② ○　病状が非常に悪い時期よりも回復期の方が自殺遂行のリスクが高くなる．これについては，活動性の改善に比べて，抑うつ気分などの回復は少し遅れるため，と指摘されている．

③ ×　多くは低い自己評価や人間関係の不得手などから，衝動的に過量服用に至る．

第6問　正解③

① ×　休日のみの長時間睡眠は一般的な日本人サラリーマンの60％にみられるとされる．極端に休日のみの睡眠時間が長い場合には睡眠不足症候群などで平日の睡眠時間の不足が代償されている状態を考える．

② ×　平日のみの長時間睡眠では心因性に長時間睡眠が出現している可能性を第一に考える．

③ ○　概日リズム睡眠障害ではメラトニンリズム通りの睡眠しかとれないため，睡眠薬は無効な場合が多い．

④ ×　せん妄は軽度の意識障害であり，脳機能が低下している場合に起こりやすい．

⑤ ×　長時間睡眠が20歳代以降に突然出現してきた場合には非定型うつ病などの精神疾患や反復性過眠症など特殊な睡眠障害の可能性を第一に考える．

第7問　正解⑤

① ×　夜勤明けに日光など強い光を浴びると入眠が阻害されるので，特に夏季はサングラスをかけて防ぐ．

② ×　勤務前の睡眠では睡眠薬の使用は避ける．特に長時間作用型の睡眠薬は残遺眠気を生じやすく，仕事中のミスや事故につながる．

③ ×　日中の睡眠では，なるべく夜間と同様に暗くし，できるだけ静かな

寝室環境を整えるように注意する.

④ × カフェインの作用時間は長く，勤務終了2～3時間前にカフェインの摂取は夜勤明けに睡眠をとる場合に不眠の原因となる.

⑤ ○

第8問 ① 多くは昼間にも同様の症状を認める.

② 鮮明な夢体験と一致した寝言や異常行動を認める.

③ 喘息，慢性閉塞性肺疾患などがあり，身体的検索を行う.

④ 不整脈などがあり，身体的検索を行う.

⑤ 肥満者に多く，いびきや呼吸停止が特徴．確定診断や重症度評価には無呼吸モニターや終夜睡眠ポリグラフィが有用.

⑥ 主に小児にみられる.

第9問 正解①

① ○ 重症の睡眠時無呼吸症候群であり，治療の第一選択はnasal CPAP療法である.

② × アルコールには入眠を促す作用があるが，血中からの消失期にはリバウンドをきたし，睡眠の質を低下させる．また，上気道を含む筋弛緩作用と覚醒反応を抑制することにより睡眠時呼吸障害を悪化させる.

③ × ベンゾジアゼピン系薬剤は，呼吸抑制の可能性があり，特に作用時間の長いものでは無呼吸の増加，無呼吸時間の延長をきたしやすいとされているため投与は避けた方がよい（5章-8参照）.

第10問 正解③

比較的半減期の長いドパミンアゴニストにまず切り替えてみる．効果発現まで時間を要するので就寝2～3時間前に服用するように指導する.

第11問 正解②

声掛けではっきりと覚醒でき，夢内容が述懐できるようであればレム睡眠行動異常症が疑われる．床頭台の危険なものは除去，ベッド柵等も工夫し，いびき無呼吸に注意して，必要な場合はクロナゼパム（リボトリール®）投与を考える．

第12問　正解③

① ○　超短時間作用型の睡眠薬であっても，翌朝の運転での支障を生じる可能性がある．

② ○

③ ×　OTCの睡眠薬として使用される抗ヒスタミン薬（ジフェンヒドラミン）の半減期は5～8時間と比較的長く，服用後は長時間にわたって車の運転に注意する必要がある．

④ ○

⑤ ○　徹夜しての車の運転は居眠り事故を明らかに増加させる．また，毎日4時間睡眠を2週間以上続けると二晩徹夜したのと同じ作業能力の悪化を生じることが報告されている[1)]．

1）Van Dongen HP, et al : Systematic interindividual differences in neurobehavioral impairment from sleep loss: evidence of trait-like differential vulnerability. Sleep, 27 : 423-433, 2004

睡眠Q&A

患者さんから
こんな質問されたら？

睡眠Q&A

患者さんからこんな質問されたら？

Q

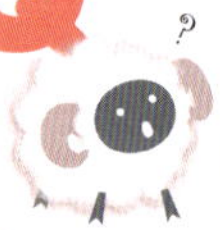

忙しくて睡眠時間があまりとれないのですが，質のよい睡眠をとるコツはありますか？

世の中がどれだけ進歩しても，1日が24時間に変わりはないので，時間のない人にとっては，できるだけ睡眠の質を上げて睡眠時間を短くしたいと望むのは当然かもしれません．実際，患者さんからも，質のよい睡眠をとれる方法について質問を受けますが，自然な睡眠より質のよい睡眠がとれるようになる薬剤や機器はありません．

質のよい睡眠を希望される患者さんでは睡眠不足をきたしていることが多いようです．低栄養状態にあれば，なによりも，まず十分な摂取カロリーの確保を優先させるように，睡眠不足では，その質よりも十分な睡眠時間の確保を考えることが先決です．忙しくて睡眠時間をとれない日があったなら，翌日は睡眠時間を確保するべきです．また，就寝・起床時刻，特に起床時刻が不規則になると体内時計と睡眠覚醒リズムの同調が崩れてしまい，時差ボケのような状態になってしまいます．

なお，カフェインやアルコールは睡眠に悪影響を及ぼします．特にカフェインは長時間にわたって睡眠を妨害するので，就寝の数時間前から控えることが必要です．また，飲酒すると深く眠れるという人は多く，確かにアルコールには睡眠の前半では入眠を促進し深睡眠も増加させる薬理作用があります．しかしながら，睡眠の後半では中途覚醒が増え，全体として考えると睡眠の質は悪くなってしまいます．つまり，アルコールはその依存性を抜きにしても，その薬物動態がウルトラショートなので，睡眠薬としては不向きなのです．

〈谷口充孝〉

Q

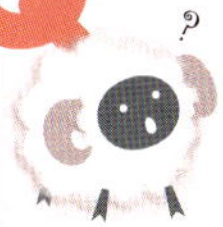

なぜ夢を見るのですか？

夢に関する科学は睡眠医学のなかでも，多くの著名な研究者が挑みながらも，まだ未解明なまま残された領域です．最初に夢を科学的に考えたのは精神分析学を創始したフロイトです．フロイトは私たちの見る夢には無意識が反映され，夢は願望充足に伴って生じると考え，夢に関して自由に連想させることで，患者の無意識に近づけると考えました．

フロイト理論による精神分析学が花盛りだった1960年代に，フロイトの理論に真っ向から反対する夢の学説を米国の睡眠生理学者ホブソンが提唱しました．つまり，ホブソンは動物実験などの結果をもとに，夢はレム睡眠中に脳幹内部からランダムに発せられる神経信号が大脳皮質に到達して，このときの活性化によって発生した感覚心像がつながって合成されたものに過ぎず，夢にはフロイトの考えた心理学的な意味は存在しないとしました．しかし，最近になって，ホブソンも視覚心像が夢となるためには連想や記憶の過程が関与するとして，フロイトの深層心理を一部認めるようになっています．なお，この最近のホブソンの学説は，日本の睡眠研究の先駆者である大熊輝夫氏の提唱した，夢はある偶発的な視覚映像から出発する連想ストーリーと考える「感覚映像－自由連想仮説」とかなり近いと言えます．

もう1人，DNAの二重らせん構造の発見でノーベル生理医学賞を受賞したクリックも，「われわれは忘れるために夢を見る」という独自の夢の理論を打ち立てています．クリックによると，ヒトの脳は複雑に発達した神経回路網で成り立っていて，そこで情報が処理されるが，覚醒中に取り込んだ情報のすべてが有用とは限りません．そこで，脳は不要な記憶を取り除いて負担を軽くするとともに，神経回路網のなかにある混乱した情報や誤った情報を消去する作業を必要としており，その消去の過程で，記憶から消去された情報が素材となって表れたのが夢というわけです．

神経学者でもあるフロイトは，後世，夢理論など自分の精神分析学は科学的に実証されるはずと考えていたのですが，フロイトの死後70年以上経った今でも，脳科学はフロイトの理論の実証も否定もできていません．確かに夢のメカニズムが科学的に解明されれば，心理学と脳科学が一気につながって理解されるはずです．多くの有名な研究者が挑んでも，なおも解き明かせないのが夢の魅力ですが，いつの時代に解き明かされるのでしょうか？

〈谷口充孝〉

Q

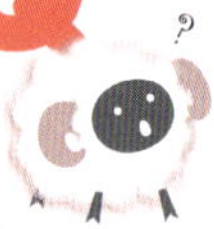

疲れているときは5分でも眠ると，頭がスッキリ楽になります．細かい眠りでも，身体にはよいのでしょうか．

睡眠時間が不足すると，自分では覚醒しているつもりでも，マイクロスリープというごく短時間の睡眠が混じるようになり，ミスや事故につながってしまいます．このため，夜間にまとまった睡眠をとらないで，昼間に細かく眠って補う方法は避けるべきです．しかし，前夜に睡眠が十分確保できなかったときや，疲れているときに30分までの短時間の睡眠を計画的にとることは勧められます．こうした昼寝は脳の疲れの軽減につながるだけでなく，身体のためにもよい働きがあり，昼寝をとる勤労者では心血管疾患のリスクが軽減するという報告もあります[1]．ただし，その場合の昼寝のとり方ですが，長くても20～30分以内にした方がよいでしょう．長時間の昼寝は逆に心筋梗塞の発症のリスクを高めるという報告もあり[2]，また，30分以上の昼寝になると，深睡眠の段階に入ってしまい，昼寝から覚醒しても睡眠慣性という状態に陥り，脳の働きが悪くなってしまい，仕事でのミスなどが増えてしまいます．なお，不眠の患者さんでは昼寝をとると，その時間が長時間になることが多く，夜間の不眠につながるので，原則，昼寝は禁止した方がよいとされています．

参考文献

1）Naska A, et al：Siesta in Healthy Adults and Coronary Mortality in the General Population. Arch Intern Med, 167：296-301, 2007

2）Campos H & Siles X：Siesta and the risk of coronary heart disease: results from a population-based, case-control study in Costa Rica. Int J Epidemiol, 29：429-437, 2000

〈谷口充孝〉

Q 朝型とか夜型とかは体質ですか？
それぞれ良い悪いはありますか？

睡眠相後退型（夜型）の睡眠覚醒リズムの約40％で家族歴が認められ，睡眠相前進型（朝型）でも家族例が報告されています[1)]．睡眠覚醒リズムには遺伝と環境の両方が関係しますが，特に乳幼児期から睡眠覚醒リズムの問題が認められる場合には遺伝的な要因が大きいと考えられます．もちろん，朝型や夜型の睡眠覚醒リズムの形成に関してすべてが遺伝で決定するのではなく，両親や家族の生活スケジュールによっても強い影響を受けます．例えば夜更かしの家庭環境であれば，自然と夜型の睡眠覚醒リズムになります．また，朝型あるいは夜型の睡眠覚醒リズムは一生の間でも変化し，思春期から青年では夜型になり，高齢になると，逆に就寝が早くなって，朝早く覚醒する朝型の睡眠覚醒リズムになっていきます．

朝型の睡眠覚醒リズムの方では，朝早く起きても活動できるのがよい面ですが，夜になると眠たくなってしまうため，夜勤や交代制勤務の仕事での適応は困難となります．反対に夜型の睡眠覚醒リズムの方では夜勤や当直には強いけれど，早朝からの仕事になると困難を伴い，場合によっては遅刻につながるので注意が必要です．

また，例えば夜型の人が早朝から勤務したり，朝型の人が深夜まで勤務すると，海外旅行の際に生じる時差ボケと同様の状態になり，倦怠感，易疲労感や食欲低下などさまざまな健康面での弊害が生じます．可能であれば，自分の体質（朝型，夜型）に合わせて仕事をする方が仕事だけでなく，健康面でもよいのです．

参考文献

1）『International classification of sleep disorders, 2nd eds : Diagnostic & coding manual』(American academy of sleep medicine), p117-136「IV. Circadian rhythm sleep disorders」, American academy of sleep medicine, 2005

〈谷口充孝〉

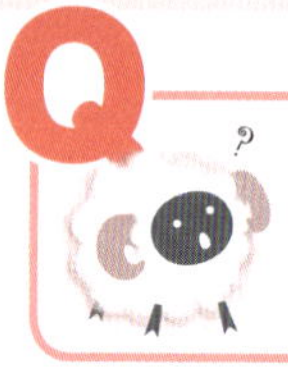

SF映画に出てくるような睡眠カプセルが現実となる可能性はありますか？

映画「エイリアン」やSF作品のなかでは，「コールドスリープ」という睡眠カプセルが登場します．睡眠カプセルは宇宙船での惑星間移動などにおいて，目的地に着くまでの時間経過による搭乗員の老化とエネルギー消費を抑える装置として利用されます．この装置の中では極めて低体温に保たれることから，通常の睡眠ではなくヒトを冬眠状態で維持させる装置と言えるでしょう．

冬眠はコウモリやシマリスなどの動物にみられる現象ですが，冬の外界の気温よりやや高い温度まで体温が低下し，代謝レベルが1/10まで低下します．また，脳波も平坦化して活動は検出できず，刺激への反応も低下して，睡眠とは全く異なる状態になります．この冬眠という現象がどうして生じるのかは謎でしたが，最近になって，冬眠特異的蛋白質が発見され，その冬眠特異的蛋白質の作用によって冬眠が生じることがわかってきました．

さて，「コールドスリープ」の可能性を再び考えてみます．冬眠する動物と同様に，体温が著しく低下しても凍死せず，冬眠に入ることがヒトでも可能であれば，エイリアンに出てくる睡眠カプセルは現実になります．普通，体温が30℃以下になると凍死してしまうはずですが，暑さや寒さへの耐性には個人差があるはずで，極低温状態での生存例と考えられる例がいくつか報告されているので，ひょっとすると低体温に強い人間ならば，短期間ならば可能なのかもしれません．日本でも，2006年10月に35歳の男性が六甲山で遭難し，遭難から発見までの23日間，意識を失い食事だけでなく水すら飲んでいないと考えられるにもかかわらず，奇跡的に助かった例があります．発見時の体温は約22℃であり，普通なら凍死していたはずで，低体温で冬眠に近い状態に入ったために後遺症を残さずに回復したのではないかとも考えられています．

つまり，こうした低体温への耐性をもった人間ならば，安全に低体温状態で維持する装置や冬眠特異的蛋白質を利用すれば，SF映画のように睡眠カプセルで惑星間を移動することが可能になるかもしれません．

参考文献

1）近藤宣昭：『冬眠の謎を解く』，岩波書店，2010

〈谷口充孝〉

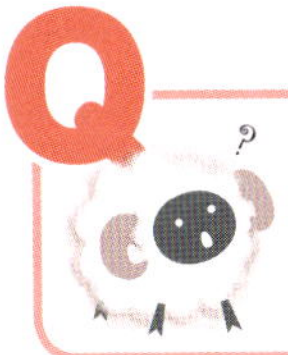

睡眠薬は，本当に習慣性がありますか？ 習慣性以外に，どんな弊害があるのでしょうか？

睡眠薬の習慣性は悩まされる問題です．ベンゾジアゼピン系の睡眠薬では習慣性が懸念されており，特に作用時間の短いベンゾジアゼピン系薬剤では反跳性不眠が強く，服用中止が困難になることがあります．米国では長期間ベンゾジアゼピン系睡眠薬を服用すると習慣性や依存性で中止が困難になることや，耐性を生じて有効性にも問題があることから，3～4週間以上の睡眠薬の長期処方では適応が厳しく制限されています．非ベンゾジアゼピン系の睡眠薬ではこうした習慣性，耐性の出現に関して明らかに問題があるというデータはありませんが，臨床的には中止が難しくなる患者さんも多く，習慣性が全くないとは言えません．

なお，古くから睡眠薬の服用と死亡率との関連性を研究している米国のKripke DF.は，「BMJ Open」で，睡眠薬を処方された1万人を平均2.5年間追跡したところ，睡眠薬の処方用量が増えるに従って，死亡リスクおよびがんのリスクが上昇していることを報告しています[1)]．この報告によると，睡眠薬の処方量が最も多いグループの死亡リスクは5.3倍，主要ながんのリスクも1.4倍に上昇し，合併症を考慮し解析しても，結果は変わらないようです．まだ，睡眠薬と死亡率の関連についての報告は少なく，本当に睡眠薬が死亡率やがんの発症率のリスクになるのかどうかは検証を要しますが，睡眠薬は不眠で困っている患者さんにのみ使う薬剤と認識しておくべきです．

参考文献

1）Kripke DF, et al：Hypnotics' association with mortality or cancer：a matched cohort study. BMJ Open, 2：e000850, 2012

〈谷口充孝〉

枕はどんなものがいい？

旅行先などで枕が変わると眠れないと言われる方もいるように枕は睡眠の質に影響を与えますが，それだけでなく，首や肩の凝りなどの日中の症状にも関連します．枕や寝具と睡眠の質に関しての科学的なデータは少ないのですが，これまでの研究からわかっていることを紹介します．

まず枕の形について．工学デザインの分野での研究で，睡眠に最も適切な枕の形について解析されています．枕の基本的なデザインとして，標準的な枕，受け台型（中央が窪んでいる）の枕，頸枕，肩枕の4つを挙げ，その4つのデザインの組み合わせで8つのタイプの枕を作り，頭部，首，肩，高さ，そして全体的な快適さについて調べています．ここでは標準的な枕に頸枕と肩枕を組み合わせたタイプの枕が最も快適な睡眠をもたらしたと結論づけています（図）[1]．

次に素材について．Gordon SJらの研究では，枕に対する満足度と自覚的な睡眠の質との相関，および自覚的な睡眠の質と首の凝り・肩甲骨の痛みなどとの相関を明らかにしたうえで，5種類の枕（ポリエステル製，ラテックス製，羽毛，羊毛，フォーム製）と自覚的な睡眠の質について調査されています．自覚的な睡眠の質を常によいと思っている割合は，ラテックス製の枕を用いている群で65％程度と最も高く，フォーム製（いわゆる低反発枕）では，普通の形をしたタイプ（regular type）で25％程度にすぎず，首や肩

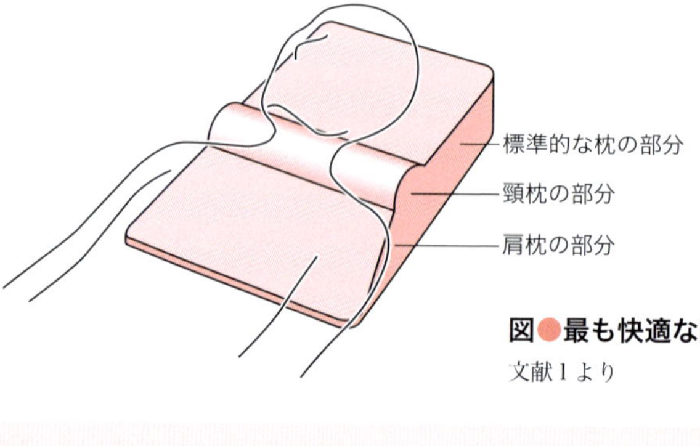

図●最も快適な睡眠をもたらした枕
文献1より

のラインに合わせて型どったタイプ（contour type）でも55％程度に留まりました．逆に睡眠の質が常に悪いと感じている割合は，羽毛の枕でほぼ100％，続いてポリエステル製で30％程度と続いています[2]．

また，入眠期には深部体温や前額部の温度が低下することが知られており，枕の温度を下げることで睡眠の質が改善される可能性も示唆されています[3]．

もちろん欧米の研究がそのまま日本で当てはまらないでしょうし，個人によって自分に合っている枕は異なるでしょうが，こうした研究の結果を踏まえると「頸枕と肩枕を備えたラテックス製で少しひんやりした枕」がよいと言えるかもしれません．

参考文献

1）Liu SF, et al：Shape design of an optimal comfortable pillow based on the analytic hierarchy process method. J Chiropr Med, 10：229-239, 2011

2）Gordon SJ & Grimmer-Somers K：Your pillow May Not Guarantee a Good Night's Sleep or Symptom-Free Waking. Physiother Can, 63：183-190, 2010

3）Kawabata A &Tokura H：Effect of two kinds of pillow on thermoregulatory responses during night sleep. Appl Human Sci, 15：405-410, 1996

〈鐘本英輝〉

Q

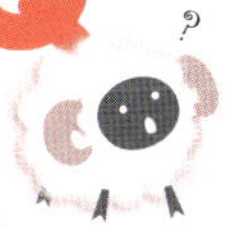

寝言を言っている人に返事をしてはいけないと聞いたことがありますが，本当ですか？

寝言を言っている人に返事をしてよいかどうか考える前に，まず，眠っている人に刺激を与えることで，どういう影響が生じるのかを考えてみましょう．睡眠中は外界と脳とのつながりは低下していますが，完全には遮断されていないので，刺激の種類によっては睡眠中でも認識され，覚醒に至るわけです．特に，その個人にとって特別な意味のある刺激や危険が迫っていることを示す刺激は，認識されやすく覚醒に至りやすくなっています．これは睡眠という無防備な状態でも危険を察知し回避するための機能だと言われています[1]．

では，睡眠中に外界から与えられた刺激は，人にどのような影響を与えているのでしょうか？ これに対して，大きく2つのパラダイムで研究がされています．1つは刺激に対して時間的に関連して生じる脳の一過性の電位変動（事象関連電位）についての検討であり，もう1つは刺激が夢にどのような影響を与えるかという検討です．

睡眠時の刺激に対する事象関連電位の研究では，刺激の内在的な重要性や意味の判別はStage ⅡやREM睡眠でしかできないのかもしれないものの，刺激を認識する脳の機能は最も深い睡眠段階でも維持されていることがわかっています．また，刺激の内在的な重要性よりも刺激の強さに対して鋭敏であることもわかっています[2)]．

次に刺激が夢にどのような影響を与えるかということを考えてみます．例えば，嗅覚刺激に対する研究では，睡眠中に不快な臭い（腐卵臭）と快適な臭い（バラの臭い）を嗅がせたところ，不快な臭いを嗅いだ群では見た夢に対してネガティブな印象を，快適な臭いを嗅いだ群ではポジティブな印象を受けるという結果が報告されています．また，このとき，これらの臭いは夢の印象に影響を与えるものの，何か臭いを嗅いだという夢体験が生じるような直接的な影響は認められていません[3)]．このように外部からの刺激が与えられた場合，それに夢の内容が影響される可能性があり，寝言に対して返事をした場合，刺激の内容によっては悪夢を誘発してしまうかもしれません．

ここまでは外的刺激によって目が覚めない場合の影響を述べましたが，外的刺激によって目を覚ました場合，特に深い睡眠段階だった場合には，睡眠酩酊（睡眠から覚醒することが非常に困難で，錯乱状態になり，時には暴力的な行動になる）が生じることも考えられます．

こうしたことから考えると，寝言に対する返事に限らず，睡眠中にむやみに刺激を与えるのは避けた方がよいと言えるでしょう．

参考文献

1）Coenen A：Subconscious Stimulus Recognition and Processing During Sleep. Psyche, 16：90-97, 2010

2）Bastuji H & Garcia-Larrea L：Evoked potentials as a tool for the investigation of human sleep. Sleep Med Rev, 3：23-45, 1999

3）Schredl M, et al：Information processing during sleep：the effect of olfactory stimuli on dream content and dream emotions. J Sleep Res, 18：285-290, 2009

〈鐘本英輝〉

Q 不眠を治療することでうつ病は予防できますか？

うつ病の中核となる症状は，抑うつ気分と，興味や喜びが失われることです．ただし，こうした症状は他人には理解してもらいにくい症状であり，一人で悩んでいることも少なくありません．不眠はうつ病に特異的な症状ではありませんが，①うつ病のほとんどで不眠がみられること，②不眠は本人自身にも家族にも気付かれやすい症状であること，③不眠は医師に相談しやすい症状であること，であることから，不眠の訴えからうつ病であることがわかる場合が多くあります．このように不眠をうつ病の捉えやすいサインとして，国も自殺対策として「お父さん，眠れていますか？」というキャッチコピーを使った睡眠キャンペーンを行っています．実は自殺の危険率が圧倒的に高いのは単身で無職の男性であり，「お父さん，眠れていますか？」というキャッチコピーではこうした方へのメッセージとはなりにくいのですが，うつ病になっても身近に相談できる人を見つけにくい働き盛りの男性に対して，不眠という相談しやすいサインでのキャンペーンはよいのかもしれません．

ただし，慢性不眠の患者さんには，うつ病の啓発のための睡眠キャンペーンがマイナスに作用することもあります．つまり，不眠の患者さんのなかには，「不眠が続くとうつ病になってしまうのではないか？」と過剰に心配してしまう方がいるので，こうした患者さんでは，不眠がうつ病のサインであるというキャンペーンを耳にすると余計に不安になってしまいます．「不眠が長期に及んでもうつ病にならない人も多いので，あまり心配せず，不眠と上手に付き合えばよいのです」と説明すると，とりあえずはほっとされますが，家に戻ると再び不安に思われることも多いようです．確かに不眠の患者さんがうつ病になりやすいというデータはありますが，不眠の患者さんが必ずしもうつ病になるわけではありません．

また，不眠を見つけ出して治療すればうつ病の予防につながるのかどうかも，はっきりしていません．不眠の患者さんに不眠とうつ病の関連について強調しすぎると，かえって不眠の不安の強化につながってしまうこともあり，注意が必要です．

〈谷口充孝〉

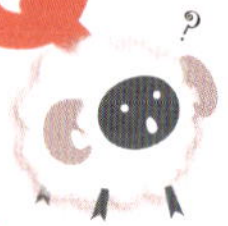

Q 自分に合った睡眠時間はどのように設定したらよいのでしょうか？

成人では一般的に必要な睡眠時間は7～8時間と考えられています．しかしながら，睡眠時間には個人差があり，5時間の睡眠時間で十分な人もいれば，睡眠時間を10時間確保しないと，日中の活動に影響する場合もあります．また，睡眠時間は年齢によっても変化し，20歳代で7～8時間の睡眠時間であった人でも，加齢とともに睡眠時間が短くなり，高齢になると5～6時間の睡眠時間で済む場合もあります．

それでは自分に合った睡眠時間を見つける方法を考えてみましょう．2～3週間，一定の睡眠時間（例えば7時間）にしてみて，昼間に眠気が生じず日中の精神活動でも問題がなければ，それがその人にとって適切な睡眠時間です．まだ眠気があるようであれば，最初に設定した睡眠時間を延長し，入眠に時間がかかったり，朝早く起きるようであれば，睡眠時間を短く設定します．単純な方法ですが，日常生活のなかでは実際には難しいかもしれません．実践してもらうのが難しい原因の1つとして，睡眠時間を延長する提案をしても，まだ，効果が期待できない2～3日で効果なしと判断してしまい，長期に取り組んでもらえないことがあります．2～3週間の取り組みが難しければ，1週間でも試してもらいます．これまで6時間だった睡眠時間を7時間にすると日中の眠気が少なくなり，頭の働きもよくなることが多いはずです．なお，適切な睡眠をとるためには，睡眠時間だけでなく規則的な睡眠覚醒リズムも重要ですので，就寝・起床時刻も一定にします．

睡眠時間には個人差があり，睡眠時間が4～5時間で問題のない人もいます．平均5時間未満の睡眠の人をショートスリーパーと言いますが，ショートスリーパーと思い込んでいる人のなかには，本当は日中の精神活動に影響を生じていたり，居眠りを繰り返しているのに，眠気に慣れが生じてしまい自分では眠気を自覚していないことも少なくありません．睡眠時間が短いことを自慢する人がいますが，睡眠に関しては自分の認識だけでなく，周囲に自分の状況を把握してもらい，眠気を指摘されたら，素直に睡眠時間を延長するべきです．

〈谷口充孝〉

Q コーヒーを飲んでも爆睡してしまいますが，カフェインが効く体質，効かない体質があるのですか？

眠気覚ましに使われるカフェインの効き方には個人差があることは古くから知られています．初期の研究ではカフェイン感受性のある人とない人ではカフェインの薬物動態に違いがあると考えられていたのですが，一致した結論はみられず，個人差がどうして生じるのかはよくわかっていませんでした．

近年，カフェインは，直接，脳に対して覚醒物質として作用するのではなく，睡眠を促進するアデノシン受容体の阻害薬として作用し，覚醒作用を促すことがわかってきました．さらにアデノシン受容体に関する研究が進んできたことから，遺伝子の個人差であるSNP（スニップ）を利用してアデノシン受容体の遺伝子の個人差とカフェインの感受性や不眠との関連を調べた研究が報告されるようになってきました[1)]．こうしたSNPによる研究では，やはり，アデノシン受容体遺伝子の個人差によってカフェインの感受性が異なり，その結果，不眠が生じる人とそうでない人が生じるようです．

ただし，カフェインに強くても，その摂取量が増えると，習慣性，中止時のリバウンドといった問題が生じますし，加齢に伴ってカフェインの代謝が悪くなり，若いときにはカフェインを飲んでも眠れていたのが，高齢になると不眠を生じることもあります．いくら，カフェインに強くても，不眠の方ではその代謝時間を考え，夕方以降のカフェイン摂取は控えるべきです．

参考文献

1）Retey JV, et al：A genetic variation in the adenosine A2A receptor gene (ADORA2A) contributes to individual sensitivity to caffeine effects on sleep. Clin Pharmacol Ther, 81：692-698, 2007

〈谷口充孝〉

Q 人間以外の動物はどのような睡眠をしているのですか？

ハリモグラやカモノハシは恒温性の哺乳類に属していますが，卵生であり，最も原始的な哺乳類と考えられています．この2つの哺乳類ではノンレム睡眠である徐波睡眠の要素とレム睡眠の要素が組み合わさった未分化な睡眠状態しかなく，こうした原始的な睡眠状態から哺乳類の進化とともにレム睡眠とノンレム睡眠が形成されてきたと考えられます．また，ヒトでも新生児ではレム睡眠の要素をもつ動睡眠が50％を占め，神経系の発達に伴って大人のレム睡眠が形成され，レム睡眠の割合も20％まで減少していきます．

動物はそれぞれの環境にあった睡眠様式をもちます．例えば，シマウマやレイヨウなど肉食獣に狙われやすい動物は，睡眠をとる場合には群れをつくって安全性を高め，また，小刻みに眠ることで，逃げやすいようにしています．その際に筋肉が完全に弛緩してしまうレム睡眠が生じると逃げるのに不利ですから，こうした動物のレム睡眠の比率は少なくなっています．反対にライオンなど肉食獣では敵に襲われることも少ないため，睡眠時間が長く，筋肉の緊張の抜けたレム睡眠の比率が高くなっています．また，長時間飛び続け，また，寝床も高所にある鳥類では，レム睡眠が出現すると地上に落下してしまうため，レム睡眠の時間はほとんどありませんし，哺乳類でも，ずっと泳ぎ続けるバンドウイルカも大脳半球を交互に眠らせる半球睡眠をとり，レム睡眠が出現しません．

参考文献

1）井上昌次郎：『脳と睡眠−人はなぜ眠るか』，共立出版社，1989

〈谷口充孝〉

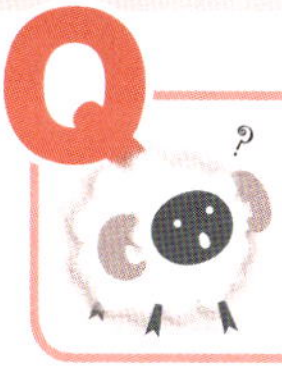

何のためにヒトは寝るのですか？

まだ，睡眠の役割が十分解明されているわけではありませんが，睡眠はさまざまな役割を果たしています．まず，睡眠にはエネルギー保存の役割があります．ナマケモノは1日に20時間ぐらい眠る動物です．この動物のエネルギーの消費量は少なく，食事もほとんどとらないので，16世紀にヨーロッパで初めて紹介されたころは，餌を全く摂らず，風から栄養を摂取する動物だと考えられていたようです．

しかし，睡眠はエネルギー保存のためだけにあるのではなく，免疫や記憶など，ヒトや動物により積極的で多様な役割を果たしていて，生体になくてはならない機能です．例えば，風邪やインフルエンザなど感染症になると，なるべく睡眠をとろうと考えるでしょう．これは，免疫反応によるサイトカインは睡眠を誘発する作用をもっていて，睡眠は感染に対して免疫反応と関連した防御システムとして機能しているからです．

さらに，近年，睡眠に依存して記憶が向上（sleep-dependent improvement）することもわかってきました．つまり，その日に獲得した記憶・学習の結果よりも，睡眠をとった後で行われた再テストの方がよい結果が得られるのです．これは知識としての記憶に限らず，小脳が関連するテニス，ゴルフや熟練的な手技の記憶の固定に関しても同様の結果が得られます．書物による勉強だけでなく，スポーツや医学的な手技の上達のためには，こうしたトレーニングの後でしっかり眠ることが大切です．

参考文献

1）堀 忠雄：10．睡眠と記憶・学習．『睡眠学』（日本睡眠学会/編），朝倉書店，p241-250，2009

〈谷口充孝〉

Q 睡眠時間の短い日が続くと，何となく慣れてしまいますが，体への負担は大丈夫なのでしょうか？

8時間の睡眠時間を4時間に切り詰めることができれば，1日に4時間をも余分に使うことができます．試算すると1カ月では120時間，1年では何と1,460時間（約2カ月）もの膨大な時間を使えるようになるわけです．こうした試算をしなくても，忙しい生活を送っていると，何とか睡眠時間を短くしたいと考えますし，実際，こうして睡眠時間を短くした生活に慣れてしまえば支障はないという人もいます．しかしながら，こうした睡眠不足には大きな問題を生じることが明らかにされています．連続した覚醒時間が15時間を超えると，酒気帯び運転と同じ血中アルコール濃度0.03％と同等に作業能力は低下し，さらに覚醒時間が長くなると，作業能率も低下します[1)]．また，毎日2時間の睡眠不足（睡眠時間6時間）を2週間連続すると，一晩徹夜したのと同じぐらい作業能力は低下し，4時間の睡眠不足を2週間連続すると，2夜を徹夜したのと同じ状態になることが報告されています[2)]．これだけ作業能力は低下しているのに，実は睡眠時間を短くしても数日すると眠気は一定になり，本人は短い睡眠時間に慣れを感じてしまうようです．アルコール飲酒した場合に本人があまり問題ないと思っていても，実際には脳のパフォーマンスが低下しているのと同じです．

確かに睡眠時間には個人差があり4～5時間の睡眠でも問題がない場合もありますが，やはり，一般的には7～8時間の睡眠をとるようにするべきでしょう．

参考文献

1）Dawson D & Reid K：Fatigue, alcohol and performance impairment. Nature, 388：235, 1999

2）Van Dongen HPA, et al：The cumulative cost of additional wakefulness；dose-response effects on neurobehavioral functions and sleep physiology from chronic sleep restriction and total sleep deprivation. Sleep, 26：117-126, 2003

〈谷口充孝〉

Q いびき，寝言は遺伝する？

直立歩行と複雑な言葉を話すヒトは，いびきをかきやすい動物と言えます．四足歩行の動物では脊椎が背中側にありますが，ヒトでは直立して歩行するために脊椎が正中にあります．さらに複雑な言葉を話すために多数の筋肉が組み合わさった口腔や咽喉組織をもっています．こうした構造は日中，覚醒している際にはいいのですが，就寝すると脊椎が正中にあるために他の動物に比べて半分ぐらいになった上気道のスペースに複雑な言葉を生み出すための筋肉組織が押し込められ，上気道が狭くなるので，いびきをかきやすくなります．

ただし，いびきは，肥満と顔の形によってかきやすい人と，かきにくい人がいます．一般的にはいびきや睡眠中の無呼吸は，肥満との関係が知られていますが，肥満であるからといって，いびきや睡眠中の無呼吸が生じるとは限らず，また，痩せていても顔の形によって，いびきや睡眠中の無呼吸が生じます．顔の形で，下あごが小さかったり，後退傾向があると，構造的に上気道のスペースが狭くなるので，いびきや睡眠中の無呼吸が起こりやすくなります．特に男性では女性に比べて構造的に上気道のスペースがつぶれやすく，また，女性では女性ホルモンが筋緊張を高めて上気道のスペースを保つので，男性の方が女性よりもいびきや睡眠時無呼吸が起こりやすくなります．また，女性でも女性ホルモンの減少する更年期以降はいびきをかく人が増えてきます．もちろん，顔の形は両親と似ているわけで，両親がいびきをかいていれば遺伝して，いびきをかきやすくなります．

次に寝言と遺伝との関連を考えてみます．実は寝言に関する研究はほとんどありません．睡眠研究は，ヒトが眠っている間の記録や観察を必要として，その労力は大変であり，病気とは言えない寝言に関心をもつのは，ほんの一握りのオタクのような研究者しかいません．実は，私もその１人で，寝言の研究をしていた時期があるのですが，徹夜して被験者が寝言を言うのを待っていても，朝まで全く寝言はなく，なかなか努力が報われた研究にはなりませんでした．こんなわけで寝言に関しての研究はあまり進んでいませんが，寝言や夢遊病行動，夜尿には家族発症があり，特に夢遊病行動には遺伝的な要因の影響が強いと考えられています.

参考文献

1）『International classification of sleep disorders, 2nd ed：Diagnostic and coding manual』（American academy of sleep medicine）, American academy of sleep medicine, 2005.

〈谷口充孝〉

付録

非薬物療法として認知行動療法を行う際に使用する，以下の2つを収載していますので，ご活用ください．なお，認知行動療法の解説，および記入例などは**4章「非薬物療法に詳しくなろう」**をご参照ください．

- **睡眠日誌**
  患者さんの睡眠状況を客観的に把握，共有するために，毎晩の睡眠状況を記録してもらいます．
- **思考記録表**
  睡眠を妨げる考え(自動思考)により，不眠や日中の気分の落ち込みが生じている場合に用います．自動思考を明らかにし，現実生活でバランスのとれた考え方を取り入れていく過程を促すことに役立ちます．

睡眠日誌（4章-1図3参照）

睡眠日誌（昨晩の睡眠をつけましょう）	記入例	/ （ ）	/ （ ）	/ （ ）	/ （ ）	/ （ ）	/ （ ）	/ （ ）	
①昨晩，何時に床に入りましたか？	23：00								
②今朝，何時に床から出ましたか？	7：00								
③寝付くのにどのくらい時間がかかりましたか？（分）	50								
④夜中，何度目が覚めましたか？	3								
⑤夜中，全部でどのくらいの時間，目が覚めていましたか？（分） （いったん寝付いてから，朝，床を出るまで）	100								
⑥昨晩，お酒をどのくらい飲みましたか？	ビール 350 mL								
⑦今朝の気分はどうですか？ （1＝最悪，2＝悪い，3＝どちらでもない，4＝良い，5＝非常に良い）	2								
⑧昨夜の睡眠はどうでしたか？ （1＝最悪，2＝悪い，3＝どちらでもない，4＝良い，5＝非常に良い）	3								
⑨昨日，昼寝はしましたか？	14時から40分								
睡眠サマリー									平均
Ⅰ．総臥床時間（分）＝上の質問②から質問①を引く	480								
Ⅱ．総睡眠時間（分）＝Ⅰ総臥床時間－（上の質問③＋⑤）	330								
Ⅲ．睡眠効率（％）＝Ⅱ総睡眠時間÷Ⅰ総臥床時間×100	68.75								
目標（○，△，×で評価しましょう）									
1．寝床に入る時間は　：　（例　23：00）	○								
2．寝床から出る時間は　：　（例　7：00）	○								
3．その他	△								
4．その他	△								

思考記録表（4章-1図5参照）

①状況・出来事	②気分（強さ：0～100）	③自動思考	④自動思考を支持する根拠	⑤反証	⑥バランス思考	②気分（強さ：0～100）

索引 INDEX

欧文

和文

あ

か

は

ま

や

ら

編者プロフィール

小川朝生（おがわ　あさお）

国立がん研究センター東病院臨床開発センター精神腫瘍学開発分野．1999 年大阪大学医学部卒業．2004 年に緩和ケアチームに立ち上げにかかわったのをきっかけに，身体疾患をもった患者のメンタルケアに携わるようになりました．現在も，緩和ケア医や専門看護師，専門薬剤師，心理職とともに院内や在宅のがん患者さんの不眠やせん妄，抑うつの症状緩和に取り組んでいます．

谷口充孝（たにぐち　みつたか）

大阪回生病院睡眠医療センター．1987 年山口大学医学部卒業．その後，大阪大学医学部精神科での研修時代から，ずっと睡眠医学に携わっています．1998 年，当時，睡眠で困っている患者が受診できる医療機関がほとんどなかったことから，睡眠医療センターを開設．専門の技師やさまざまな診療科の医師とチームを組み，現在までに2 万人以上の患者の診療にあたっています．

内科医（ないかい）のための 不眠診療（ふみんしんりょう）はじめの一歩（いっぽ）

誰（だれ）も教（おし）えてくれなかった対応（たいおう）と処方（しょほう）のコツ

2013 年　2 月 15 日　第 1 刷発行
2018 年　4 月　5 日　第 5 刷発行

編　集　小川朝生（おがわあさお），谷口充孝（たにぐちみつたか）
発行人　一戸裕子
発行所　株式会社　羊　土　社
〒 101-0052
東京都千代田区神田小川町 2-5-1
TEL　03（5282）1211
FAX　03（5282）1212
E-mail　eigyo@yodosha.co.jp
URL　www.yodosha.co.jp/
装　幀　ペドロ山下
印刷所　株式会社加藤文明社

ISBN978-4-7581-1730-2
